suncolor 三采文化

別再叫我加油，好嗎？

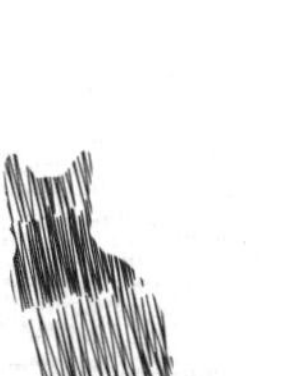

張閔筑——著　蔡宇哲——審訂

獻給所有受苦的靈魂，
以及希望變得更堅強的人。

審訂序

心理學給我的力量

蔡宇哲

每個人在成長過程當中，多少會遇到一些瓶頸，而憂鬱症患者遇上的困境，甚至更多、更艱難。每個關卡在初遇時，都會使人失落、悲傷甚至崩潰，但度過之後會發現，那當下其實有更好的方式來面對、因應那個蹲在角落哭泣的自己。有沒有可能更早一點，在遇到困難的當下，就先體悟該怎麼做呢？閱讀閔筑這本書或許能夠有這樣的效果。

一般人很難理解憂鬱症患者快樂不起來的感覺，不少父母會認為孩子的狀況只是青春期的混亂、學校壓力所導致，而沒注意到孩子行為已經釋放出「我需要幫忙」的訊息。而有些人雖然注意到了訊號，好意想要提供一些幫忙，卻反而越幫越忙，例如一直叫他們「想開一點」、「不要去想那些不好的事就好」，殊不知就是做不到才會如此憂鬱啊。

而且越是如此說，他們可能越感到憂鬱，有研究發現，若是聽聞這類建議，對有憂鬱傾向的人會形成一種社會壓力，反而使憂鬱症狀更明顯。那該怎麼做呢？求助專業是最好的方式，但根源仍然是對憂鬱症有正確的瞭解，知道那些狀況是怎麼一回事、以及有什麼正確方式可以適時拉一把。

書市上其實有不少憂鬱患者所寫的書，每一本都可以幫助人們更了解在憂鬱情況時的想法或思緒。但閔筑這一本與眾不同的是，她將自己過去的一些重大經歷，融入了心理學的理論或知識。除了有反思以外，也有助於一般人了解，在各種不同情況下，心理學知識所能提供的幫助是什麼。

細細讀著她的文字，彷彿感受到現在的她在與過去的她對話；理性的她伸出手，想要拉身陷泥沼的她一把。從情感層面去同理憂鬱症是重要的，從理性層面去瞭解心理學理論知識也是重要的，兩者可有相輔相成之效。

這本書對於有憂鬱症狀的人來說，能夠感受到自己並不孤單，這些症狀很多人都會有，也因此有了一些特別的經歷。而且書中介紹了一些相對應的心理學知識，提供了一些因應作法，能夠有助於憂鬱傾向者從較為負向的思緒中抽離出來；一般人閱讀了這本書，將更可以理解憂鬱症患者為什麼會有那些行為、想法以及情緒，理解之後才能同理，而這是幫助他們的第一步。

很多高中生或是大一學生常會問：「學心理學有什麼好處呢？」這個問題的答案有很多版本，其中一項公認的就是——「可以讓你更瞭解自己」。更瞭解自己後，便有更客觀的角度、第三者的想法，去看待自己所發生的一切經歷與情緒。就我而言，心理學帶給我的就是當我處於低落難過時，另一個理性堅強的我會自動出現，提供一些方法以更快站起來。

無論你是哪一種人，相信透過閱讀這本書，都能獲得一些讓自己更快站起來的知識與力量。

推薦序

是的，你可能一輩子也不會好了

海苔熊

這本書我想要特別推薦給「覺得自己可能一輩子也不會好了」的人。

這一、兩年我收到很多憂鬱症患者的來稿，說自己寫了一本書邀請我推薦，不過，我大部分的回應都是拒絕，我當然覺得他們的故事很重要，但同時也擔心：這些故事真的能夠類推到其他的患者身上嗎？為什麼就沒有任何一本有關於憂鬱症的書，是可以結合自己的經驗和相關的理論研究呢？直到我翻開這本書，才發現它是我一直要找的書。

才翻了幾頁我就想：「天哪，這真是太好了！大家都能夠用這種科學的觀點來看待憂鬱症就好了！」

我本來是這樣想的。

作為一個把科學和理性當作武器，區隔自己情緒感受的人，以為這是一本介紹憂鬱症相關理論、很安全的書，抱著這樣的心情翻開，沒想到讀著讀著，就掉眼淚了。

尤其是讀到烤地瓜那一段，我簡直是在床上哭到翻來覆去！怎麼可以把自己的感受寫得如此貼切！一邊哭的時候，我也寫下自己的感覺：

「我一直以為別人給的愛是有條件的。你們之所以喜歡我，是因為我表現得很好、很努力、做出一些成績，如果怠惰、懶散、放鬆了，你們就不會喜歡我了。因為這樣，所以每次聚會、邀約，好像都得要有一個什麼目的，不是為了討論工作報告，就是為了聆聽某一個人的痛苦和難過，絕對沒有什麼是『純粹的打屁和想要了解你這個人』。

我不習慣和其他人建立感情，更真誠地說，或許是我害怕他們看到沒有任何貢獻的我，就會不要我、不喜歡我、討厭我了。所以每次出現的場合都要假裝，把自己表現得很有用，這樣子才不會被遺棄、被討厭。」

這樣和自己生命呼應的經驗，反覆發生在閱讀的歷程當中。很多段落都會勾起我自己的一些感覺和想法，也是我覺得這本書最珍貴的地方——就算是一本建立在心理學理論上的書，但在這些理論的背後，**有一個活生生的人，正在用她的生命和你打招呼**。

在我學習社會心理學的過程當中，對我來說，我學到最重要的兩件事情就是「改變認知」（change cognition）和「尋求社會支持」（seek social support）；但在這幾年我開始念諮商，發現還有兩件事情也非常重要——「練習接觸自己的情緒」（emotional connection）與「自我覺察」（self awareness），這本書完美的結合了這四件事情：寫日記接觸自己的情緒、利用讚美箱改變自己的想法、在球隊和活動當中找到自己的社會支持、並且時時刻刻覺察自己的狀態。

這是一本編織自己生命經驗與心理學理論的書，我很訝異大學部的學生可以寫出這樣的內容，也很心疼她那段時間經歷的種種，但其中我覺得最值得推薦的是「也許我一輩子也好不了，那我就和症狀一起活下去吧」的想法，讓這本書不但不會淪為一般的勵志書籍，反而更貼近真實。

前幾年我在上變態心理學的時候，我們的老師（同時也是精神科醫師）語重心長的告訴我們：「我們研究了這麼多年憂鬱症，對它的了解還是有限，從前我們都認為是血清素太少，但每年都有不同的研究推陳出新，現在這個答案也不一定對……當年我接受精神醫學訓練時老師教的東西，現在幾乎都變成錯的了。面對心理疾病，或許最大的智慧，就是承認我們的無知。」

人類是需要原因的動物，當我們看到身邊有一個人痛苦、難過、委靡不振、

對任何事情都缺乏興趣的時候，會很想要知道「原因」是什麼，但就像閔筑說的，或許真正的原因是來自「四面八方」，家庭、基因、身邊的朋友、成長經驗、求學過程，都可能是引爆的導火線之一。或許「解開」這些結並不容易，但在那之前，我們可以先嘗試去「了解」，不論是了解身邊那些正在受苦的人，或者是了解現在正在受苦的自己。

如果你已經厭倦了那些文青系、安撫系、患者自白系卻又耽溺在文字裡面無法呼吸的憂鬱症大眾書籍，那麼這本結合理論與個人經驗，用生命刻畫出來的心理學科普閱讀，將陪你走過一段用思考、歡笑和淚水交織出來的路。

是的，也許你這輩子不可能會好了。但即使是這樣，你也可以在剩下的這段時間裡，練習對自己好。

推薦序／是的，你可能一輩子也不會好了

自序

或許再也好不了，那又怎麼樣？

日本藝術家草間彌生曾說，我不停作畫，是為了壓抑不斷湧現的自殺欲望。而草間彌生的畫筆，對我而言，是心理學課本。

這是一本透過心理學自我剖析的憂鬱症自傳。

在歷經數次藥物治療、心理諮商都沒有突破性的改善後，我陷入極度焦慮，像是一縷幽魂，被困在沒有出口的鬼屋。於是，即將升大三時，我毅然決定轉學至心理學系，期待透過理論來了解疾病是如何定義出來的？患者和所謂的「正常人」有何差別？所謂的「正常人」究竟長什麼樣子，有哪些行為模式、哪些性格？除此之外，我必須努力去分辨在自己身上發生的那些思想、行為，究竟哪些是因憂鬱症而生，哪些特質來自於原本的我？什麼樣的不完美，我可以適度地原諒自己，告訴自己「人非聖賢，孰能無過」？什麼樣的情況，我必須正視問題，迫使自己做出改變？

重點是，未來的日子，我該怎麼看待自己？該以什麼樣的態度活下去？

這些年藉由心理學的學習，確實幫助我改善人生，不再如往日般憎恨自己。雖然，很多時候還是會因為焦慮與憂鬱的症狀而痛苦難耐，但現在我更懂得如何與這樣不舒適的自己相處。在這本書裡，我也會分享如何透過心理學去改善症狀。

從高二確診憂鬱症至今已將近七個年頭，這些年一直處於發病、緩解（remission*）、復發的循環裡，康復的路看似遙不可及。

*註：此處稱緩解（remission）而非復原，是因為憂鬱症並非全有全無的概念，因此用緩解較精確。

事實上，憂鬱症的治療確實往往長達數年之久，而看似好轉的幾個月後，又會因一些生活挫折而導致復發，如此循環不斷發生，終致讓我感受到「我可能一輩子也好不了」的無助感。對於憂鬱症患者而言，治療的過程是條漫漫長路，內心飽受寂寞的煎熬，因病造成的**生理健康損害、認知功能下降及社交技能低落**，都讓他們與正常人的世界更加脫節。

因此，我希望在這本書，透過我自己的經歷呈現憂鬱症患者在「長時間」的尺度下須面臨的問題，讓大眾對憂鬱症有更全面的認識。但不代表在「緩解」狀態下的「前患者」會辨事能力不佳，或是難以相處，在此懇請各公司的人資們不要因應徵者的疾病史而產生偏見啊！我對於書出版之後要找工作很擔憂啊！畢竟社會上還是存在精神疾患汙名化的積習。（哭）

曾經看過一部憂鬱症宣導影片，找來一些康復患者分享自己的心路歷程，猶記得其中一個女人因為回想起痛苦過往而哭倒在鏡頭前，她說：「憂鬱症是很痛苦的事，但康復之後卻能幫助你更堅強。」當時的我，病得很重，根本無法相信她所描述的「更堅強」是否真的能發生在自己身上？也許，她只是那個比較幸運、有機會擺脫疾病的人罷了，而連發票都沒中過的我，復原這種運氣，我不相信會發生在自己身上。

確實，邁向緩解的路非常漫長，就像設置在另一個山頭的馬拉松終點那樣，站在這山看不見它，也不確定它是否真的存在。治療與生活的過程中會歷經身體與心靈的煎熬，經常冒出放棄與否的掙扎，只能靠內心對於終點線的意象，鼓勵自己再多跨出幾步。如此，緩慢的前進，希望自己有一天能成為「正常人」。（不過如果你有把書看完，就會知道世界上並沒有所謂的「正常人」，只有每一個獨特的個人。）

該如何與「疾病」「共處」，是憂鬱症患者終身的課題。

目錄

Chapter 1

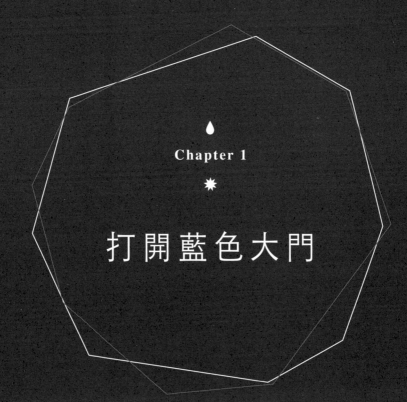

打開藍色大門

不會有人跟自體免疫疾病的患者說：
「你的細胞不要去攻擊自己健康的細胞嘛，健康一點啊！」
為什麼要叫憂鬱症患者「自己快樂一點」？
我們會憂鬱，就是因為喪失情緒調節的能力啊！

我死了對全世界都好

女孩凝視細白的左手腕，一種過分的仔細。她繼續觀察手腕上的每一條小肌肉，手掌緊縮了又放鬆。

總覺得少了什麼。

心裡空空的，像深不見底的黑洞。

她拿起昨天新買的美工刀，眉頭緊蹙地注視白潔的手腕，觀察著手臂上若隱若現的青色血管。她想，在這裡勾勒出一朵赭紅色的玫瑰似乎不錯，而且是用俐落線條描繪出來，帶有簡約風格的那種。想著，嘴角有了不一樣的弧度。不過她怕痛，總沒膽量拔刀劃下去。她拿起書桌上一支標榜極細的紅色墨水筆，在左手腕上畫下一圈血色，筆尖狠狠地刺入肉裡，緩緩地劃開，手上留下一圈不純粹的紅，她感受到渴盼已久的寧靜。

她弓起身坐在自己房間的彈簧床上，身體無力地斜倚在毫無顏色的牆上，純白牆面和她毫無生氣的面容融合成同個色調。書桌上的時鐘滴答滴答指向 3 的位置，每一個聲響都重重地敲進她的心底，像是掉入深谷的石子，久久不聞著地的聲音。

她雙眼空洞地看著眼前的電話，想拿起來打，卻使不起勁讓自己的手臂動起來。她的心裡正緩慢地對質著兩造聲音——

「打吧！這是妳最後的希望。妳不是想找人說話？也許會有誰能幫妳？」

「還是不要吧！這時間應該不會有人在線上，打過去也沒有人接。」

「能說些什麼呢？」思緒在她的腦袋中緩慢流轉，空白佔據思考時大部分的時間。她的唇微微顫動了一下，卻又使不出力氣吐出字來。她呼了口氣便往旁邊倒下，以嬰兒於母親子宮內的彎曲姿勢躺著。她的雙眼睜得大大的，並不是精神抖擻地想找尋什麼，而是找不到閉上眼皮的開關，任憑光線產生的物理刺激傳進大腦，卻沒有解讀訊息的能力。就像有時候「不想活著」，**並不是因為痛苦而嚮往死去，而是找不到理由能夠說服自己「繼續活著」罷了**。

她繼續聽著時鐘指針規律地移動聲響，感受白熾燈泡的光線包圍身體的感覺，思緒全然空白，就像做完瑜伽後進入大休息那樣，大腦裡沒有任何嘈雜，可以感受到環境中平時被忽略的感官刺激。但和瑜伽有些不同的是，如果大休息時，思緒宛若全身浸在幾十米深的跳水池那樣自由與清爽，那她現在則是卡在硬掉的白色漿糊中動彈不得。

又過了一些時間，女孩感覺不出來是十分鐘或一小時，但她知道還是深夜。她緩緩地伸手接近話筒，「是時候做個決定了。」她想。

一——九——八——〇，她像蝴蝶使盡力氣要破繭而出時那般，擠出身上僅有的力量在話筒上按下這幾個數字。

「喂？請問有什麼事？」話筒另一端傳來貌似國中男生飽含睡意的聲音。

「對不起，沒事！」女孩慌張地掛上電話，心裡滿是愧疚。

一九八〇是張老師的輔導專線，不過那時候，女孩不知道它並非二十四小時服務。

「我又造成別人困擾了……我又造成別人困擾了……」她嘴裡不斷地叨念，顫抖著把身體蜷縮得更小，像是不願意再佔據這個世界更多空間。眼淚開始撲簌簌地掉下，她把頭整個埋進被單中，不想再讓哭聲吵到家人。所有的愧疚感和苦楚如地震震垮的水壩，猛烈地傾瀉而下。「對不起……對不起……」她起了身，把抽屜裡積累了幾個月份的安眠藥全數吞下，拖著腳步走回床鋪，靜靜的等待意識從身體抽離。

……

女孩慢慢地從睡夢中甦醒，意識以相當緩慢的速度增加，她體驗到一陣極度不舒服的感覺，有個奇怪的東西卡在她的喉嚨上，雖然不至於疼痛，但讓她每一口呼吸都相當不順暢。她費力地睜開雙眼，困惑地看著周圍的環境，舉起手想摸一摸卡在她喉嚨上的東西，才發現她的手也變得不太協調，抬起手的瞬間感覺到一陣劇痛，足以讓她完全清醒，定睛一看，自己的手臂上插著針，正在吊點滴。

等她適應了房內的黑暗後，因為高度近視的關係，仍看不清楚牆面上的時鐘指向幾點，於是，她開始找尋是否有手機放在病床周遭，失去時間感讓她十分焦慮。她看到右邊的矮櫃上有一支手機，但那支手機不是她的，她伸手去拿，只是不管如何使勁，始終搆不到，讓她十分氣餒，焦慮的感覺又再次讓她感到胸悶，她試著深呼吸來緩和情緒，卻又被喉嚨上的怪東西卡住，使得她心情更糟，而且這次她還注意到這怪東西也被夾在她的鼻子上。現在的她真的沒有足夠的心力同時注意太多事。

「妳醒了？」睡在沙發上的女人試探地問

女孩這時候才意識到有個女人睡在矮櫃旁的沙發上。她花了一些時間，方才察覺那個女人是她母親。她的視力不太好，又加上過於專注地想拿到手機，因此完全忽視女人的存在。但至少，現在她知道那手機是她母親的了。

「現在感覺怎麼樣？有沒有好一點？妳知道嗎？我真的好擔心失去妳，我沒有辦法想像沒有妳的日子怎麼過下去……」母親開始抽抽搭搭地哭起來。

「這個，很不舒服，可不可以拿掉？」女孩指著她口鼻上的東西說。

「我現在去問醫生可不可以幫妳把鼻胃管拿掉。」

「呃……算了，沒關係。早上再問吧！」

「那妳還有想要什麼嗎？上廁所嗎？」

女孩本來想要問現在是幾點，還有她睡了多久，但她想了想後覺得算了，只說了：「不用了，我想再睡一會兒。」

「好吧！那妳再休息一陣子吧，有什麼事隨時都可以叫醒我，我明天早上再幫妳問醫生可不可以拆掉。」

女孩沒有回答，只是轉過身試著進入睡眠，但她感覺到母親的目光還停留在她汗濕的背上。

故事中的女孩，是我本人。

那時是高三下學期，我對人生真的絕望到了極致，又加上申請大學有面試的壓力，實在不想要面對之後的難關，打算一走了之。所以在表定面試的前兩周，服安眠藥自殺，也不知道幸還是不幸，並沒有成功，被送進醫院折騰了一番，最後還得面對面試大魔王。

當時我想著，要是我死了，家人就不用再擔心了；要是我死了，班平均不會這麼難看，老師便不用為難了；要是我死了，我的同學也不用跟我這個怪胎相處，大家的高中回憶會快樂許多。

我死了，對全世界都好。

我不會說自殺是個好手段，但我從病床醒來時，父親坐在一旁等我，那是人生中第一次，他完整地把我的話聽完，沒有打斷。他說：「對不起，我真的不知道妳這麼痛苦，一直以為妳只是在鬧脾氣而已。」然後父親告訴我，自己長年工作不順，主管要求很多，沒想到因為這起事件，主管竟開始自我反省：「我是不是給你太多工作，害你沒辦法回家陪女兒，她才會這樣……」所以，這也算功德一件？

憂鬱症不是少數人的病

對於沒有得過憂鬱症的人來說，可能會覺得那是極少數人才會發生的事，甚至暗自揣測，那些人是因為太軟弱才會生病吧。

然而，根據衛生署國民健康局在二〇〇二年以台灣人憂鬱量表訪問超過二萬名國人，調查顯示十五歲以上的民眾 8.9% 有中度以上憂鬱，估計憂鬱人口逾百萬。而有 5.2% 達重度憂鬱，但就醫比率僅 2.3%，顯然一半以上的重度憂鬱者並未尋求專業治療。

而憂鬱症的一大肇因便是壓力，在高壓的現代生活下，人人皆有機會成為憂鬱症的候選人，因此憂鬱症不僅是「世紀文明病」，又被稱作「心靈的感冒」。根據衛生署二〇〇四年統計，台灣每二．五小時就有一個人自殺，而自殺死亡者生前有憂鬱症情況的超過 70%，因此不能輕忽憂鬱症的影響。

今天我很難過，很想大哭，但找不到人說。
不論是工作上，人際關係上，學校、家庭我都很難過，
很失望。甚至，我很討厭我自己。

如果你問我「為什麼不笑？」那我會說：「我又不開心，
幹麻笑？」那如果你又說：「笑笑看，說不定會激發
開心的！」我則會說：「我早就忘記該怎麼笑了！」

2012.7.29

升大一暑假，對於高中的學習障礙、人際關係、校園生活感到挫折又恐懼，甚至不知道該怎麼去讀大學。

住院隔天，班導師跟學校教官提著一盒養生雞精到病房看我。我覺得好諷刺，全校這麼多學生，我總是最沒有存在感，卻在這種時候，才能博取師長的一點關心。

班導師在病床旁說：「妳真的太善良，善良到太傻了。怎麼會擔心放學後問我問題，會害我無法回家陪小孩，就把悲傷跟困擾往心裡吞呢？每次都先顧慮別人，什麼時候才照顧自己呢？」

TAKE HOME MESSAGES
筆·記·提·要

- 憂鬱症容易使患者思考能力下降、失眠及行動緩慢。
- 還會容易自責、情緒低落、有自殺意圖、覺得自己沒用。
- 請重視患者努力發出的求救訊號：當他們告訴你「我想死」，並不是無理取鬧。

別叫憂鬱快樂一點

約莫從國中進入青春期後，我開始遺忘如何欣賞純粹的快樂，思考模式變得相當悲觀，任何事情都會想到糟糕的層面，接著鑽牛角尖轉不出來。

雖然從過往日記回顧，大概從國三就開始出現輕鬱的症狀，但確診為憂鬱症並開始接受治療，是在高二那一年。治療的方式很簡陋，每周一天到學校輔導室找輔導老師晤談，有時候學校會找高雄醫學大學附設醫院的精神科醫師幫我做治療（其實也是晤談，就是比較專業的聊天），假日再去身心科診所做追蹤，醫生會簡單問診，大約五分鐘左右（因為病人很多，無法跟我聊太久），接著開一些助眠劑、抗焦慮劑跟血清素給我吃。憂鬱症患者大腦的血清素分泌不足，因此會以藥劑的方式補充。不過這些藥物會讓我食欲缺缺，因此要強迫自己吃東西（因為諮商蠻貴的，一小時要一、兩千元，健保又沒有補助；看精神科有健保，因此家裡只能負擔精神科的治療費用，而諮商就使用學校資源。）

「既然妳一直這麼悲觀，那是什麼契機讓妳意識到自己可能生病了，開始求助專業治療？」或許有人會這麼問。

說起來有點諷刺，當時年紀小，並不了解憂鬱症是什麼，更別說身心科、精神科、心理諮商、精神科醫師、心理師這些事情，我一點概念也沒有。便以「先天性低血壓」及「貧血」解釋自己嗜睡、記憶力變差等症狀，以「壓力大」、「睡眠不足」解釋情緒低落與疲憊感。由於我是學校中醫護小天使的成員（類似急救隊的學生組織），平時會在保健中心值勤，有一次整理櫃子時，意外看到一疊由董氏基金會發行的「憂鬱情緒自我檢測量表」，便拿了一張來寫。寫完後發現不得了，每個題目我都點頭如搗蒜，真是講到心坎裡，當然憂鬱指數也到達最高危險等級。

於是我回家拜託母親帶我去看精神科，告訴她我可能有憂鬱症，需要治療。父母那一輩對精神疾患有很嚴重的偏見，記得他們曾嫌惡地說：「蔡雅蘭（化名）有憂鬱症，好可憐，怎麼會得這種病。」當我告訴她想要求診時，她只說：「妳想太多了，怎麼可能得那種病？」

之後我仍舊不斷告訴她，我真的很痛苦，拜託帶我去看醫生，我很不快樂。母親卻說：「妳不要一直往負面想就好了嘛，快樂一點啊！」

不會有人跟自體免疫疾病的患者說：「你的細胞不要去攻擊自己健康的細胞嘛，健康一點啊！」

為什麼要叫憂鬱症患者「自己快樂一點」？

我們會憂鬱，就是因為喪失情緒調節的能力啊！

母親那邊講不通之後，我轉而向護士阿姨求助，她幫我轉介輔導中心，開始晤談。後來母親才勉強同意帶我去看醫生。事實上，這些年來，我也不斷地閱讀書籍來了解憂鬱症，以便理解自己的處境，並且整理出一套合理的說詞對父母解釋我的狀況。

舉例來說，我可能因為跌倒便「違反比例原則」的崩潰大哭，一般人此時哭泣是因為疼痛，而我卻是從心底湧現龐大的悲傷，想著我運氣真不好，怎會這麼可憐，為什麼受傷沒人幫我，我是不被愛的，不值得活著。這些情緒反應太過強烈，有違常理，常讓父母不知所措；或是上課時，曾因我怎樣都聽不懂，翻書也找不到答案，鎮日以淚洗面，打電話跟爸媽說我要休學，甚至再次激發自殺的衝動。對於小挫折，我會相當敏感，非理性的放大悲劇程度，一旦遭遇更大的難關，我就會脫口而出：「我好想死，拜託讓我死。」

我不是說說而已，我是真的很想死，每分每秒。

但我必須讓父母知道，因為憂鬱症的關係，我特別容易悲傷，也很容易有自殺的念頭。我不是把「死當玩笑」在說，也不是不願意為自己的人生負責。只是，我真的承受不了這些風吹草動。我的父母是辛苦的，光是上班的壓力已經很大了，不能再把他們的負能量傳遞給我，還要不時監控我的狀況，幫我加油打氣。這些年，他們對我說話也變得小心翼翼，生怕無心的玩笑就傷害到我，然後逐漸接受他們的女兒是憂鬱症患者——他們曾經鄙視的那種人。

那時我很討厭諮商，因為我覺得「很廢」，每次花一個小時，輔導老師坐在那邊聽我說話跟重複我的話而已（所謂同理、傾聽），什麼實質的問題都沒解決。我就是家庭不和諧，爸媽不關心我；我就是跟同學處不好，沒人要跟我當朋友；我就是成績很爛，考不上大學；我的人生一塌糊塗，未來也是悲劇的延伸。對方為什麼不做些實質一點的事，只坐在那邊聽我說話，不時點點頭而已？如果外部環境沒有改變，我是否像泡在有毒的化學溶液中，永遠不會好轉？

有一次去看診時，身心診所的精神科醫師說：「妳一定要找到社會支持（Social Support），才能改善妳的狀況，不然一直吃藥也不是辦法。」

但是，我沒有朋友，一個都沒有，跟父母的關係又很疏遠。我要去哪找到社會支持？

高中老師滿多是學校校友，很喜歡在課堂上說：「人一生中最好的朋友，都是高中同學，所以你們要好好珍惜身邊的人。」我聽完哀慟不已，我高中一個朋友都沒有，是不是代表我這輩子再也找不到朋友了？

我仍舊孤單了很多年，雖然斷斷續續認識對我友善的同儕，但都是淡如水的狀態，不是上課來不及時能拜託她幫忙買早餐，或是失戀時能深夜談心的關係。也許，她們願意當我的朋友，只是沒有契機能更深入交往，而我對外人又築起很厚的心牆，始終維持著表面的關係。

醫生讓我知道，或許諮商和藥物能幫助我舒緩一些痛苦的感受，但人生之路很漫長，要能好好走下去，還是得建立一個「人際安全網」，也就是社會支持。像大樓內的天井，通常會掛上一張白色的麻繩網，防止有人掉下去那樣。人際安全網是為了遭遇人生變故時，能夠及時網住自己，讓人不會持續下墜的保險。

最難的是，第一個朋友，要怎麼得到？

憂鬱症治療困難重重的原因在於，通常患者的社交技能很差，情緒控管也失能，因此與別人相處時常常會惹怒他人，沒人想當他們的朋友。但沒有朋友，也就是沒有社會支持，更加重憂鬱的情況。於是，常常這樣惡性循環下來，許多患者撐不過去就自殺了。

可是，大家不會強迫小兒麻痺患者去跑大隊接力，也不會因為他速度很慢，怪罪他讓班上失去名次。那為什麼，當憂鬱症患者無法表現出活潑、開心，甚至社交應對上不適切時，卻沒有人諒解？只因為身體的疾患是外顯的，容易被看見，以及非患者自願的。但多數人，會把憂鬱症解讀成性格上的缺陷，看似他們咎由自取，是患者自己不願意樂觀一點、社會歷練不足而造成。

能不能，給憂鬱症患者多一點包容，多一次機會？

什麼是社會支持？

House與Kahn認為社會支持的功能包括下列四類：情感支持（Emotional support）、實質支持（Tangible support）／工具性支持（Instrumental support）、知識支持（Information support）和評價性支持（Appraisal support）。

白話一點來說，就是得建立一個社交網絡，在你遇到困難的時候，能幫助你。

舉個例子好了，當你微積分快被當掉的時候，你的室友寫了一張加油紙條藏在課本裡，是情感支持（指家人、朋友以及重要他人所提供的愛與關懷，使個人擁有自我價值，且維持其自尊）；當你的同學半夜陪你解練習題，是實質支持（指家人、朋友及重要他人提供的協助，例如物品、金錢、勞力、時間……）；當你的導師提供你一些自學網站，並告訴你，有努力就好了，重修一次不會丟臉，這是知識支持（指家人、朋友及重要他人提供的建議及相關的知識，來協助個人朝向目標前進，減少焦慮感）；當你的學長告訴你，其實每年重修的人有一百多個，及格了表示你很厲害，但被當了也不過是正常人而已，不需要沮喪，這是評價性支持（指家人、朋友及重要他人所提供的肯定、回饋與社會比較，使個人能肯定自我及確定自己的想法）。

不論是心理層面，或是實質面的幫助，都是人在群體社會中能夠生存所具備的要素。每個人都需要建立自己的人際網絡，也就是社會支持，來渡過生命中的難關。

測量你的憂鬱指數

想想知道自己有多憂鬱嗎？根據你的感受，填寫看看董氏基金會「青少年憂鬱症量表」，可以一窺自己情緒落點。請按照你最近二周的想法與感覺回答「是」或「否」。

計分方式：若為「是」，計1分；若為「否」，則不計分。

1 我覺得現在比以前容易失去耐心 □

2 我比平常更容易煩躁 □

3 我想離開目前的生活環境 □

4 我變得比以前容易生氣 □

5 我心情變得很不好 □

6 我變得整天懶洋洋、無精打采 □

7 我覺得身體不舒服 □

8 我常覺得胸悶 □

9 最近大多數時候我覺得全身無力 □

10 我變得睡眠不安寧，很容易失眠或驚醒 □

11 我變得很不想上學 □

12 我變得對許多事都失去興趣 □

13 我變得坐立不安，靜不下來 □

14 我變得只想一個人獨處 □

15 我變得什麼事都不想做 □

16 無論我做什麼都不會讓我變得更好 □

17 我覺得自己很差勁 □

18 我變得沒有辦法集中注意力 □

19 我對自己很失望 □

20 我想要消失不見 □

合計

分

情/緒/解/碼

5分以下
你真的不錯喔！憂鬱程度滿低的，平時就知道要如何調整情緒及紓解壓力吧。繼續保持下去，別讓憂鬱情緒發酵！

6～11分
最近的心情是不是起起伏伏，有些令人煩惱的事？要不要試著把問題及感受向自己信任的人（例如朋友、父母或師長）說出來，一起討論解決的方法。他們的經驗會帶給你不同的想法！你也可以做些愉快的事，多做腹式深呼吸，每天運動，保持活動的習慣，讓自己有活力！或是和朋友一起做些愉快放鬆的事，轉移注意力，冷靜一下重新出發，憂鬱情緒不再有。

12分以上
是不是已持續一陣子都悶悶的！覺得步伐、肩膀很沉重，或是常常擔心很多事，很焦慮！你的憂鬱程度已經頗高了，需要好好注意了。趕快把自己的情況告訴學校的輔導老師或專業機構，請他們給予協助，求助不代表你不行，反而表示你聰明得善用資源呢！

※由董氏基金會心理衛生中心提供。

※僅供參考，若發現有罹病可能，請盡快就醫。

因為太寂寞了，寫日記成了我生命最後一道防禦線（事實上，在諮商領域的相關研究發現，書寫確實有自我療癒的功效）。當情緒逼近潰堤邊緣時，我一定要寫日記。我隨身都會攜帶紙筆，無時無刻的寫，無人可吐露的心事，就在日記上跟自己對話。寫下今天發生的事，自己的心情，誰對我說了什麼，我的感受是什麼，最近看了什麼書籍、電影，得到什麼啟發。最後，再寫下最近的目標，跟一些鼓勵自己的話，像是：「閔筑加油，妳很棒，這次作文分數比上次高兩分喔，老師的評語寫有小說家的潛力喔！妳現在還很年輕，做不好沒關係，之後還有十幾二十年可以努力，之後會更進步的，不要放棄喔！」

因為生命裡幸運的時刻太過稀少，一定要努力地刻畫在日記裡，提醒自己曾經幸福過。即使，那僅有幾秒的時間。

情緒低落的時候，我不敢讓別人知道我有憂鬱症，我不想接受異樣的眼光，也不願他人因此給我奇怪的特別待遇。然而，當情況好轉的時候，依舊無法坦然地讓別人知道我有憂鬱症的病史，因為我不確定他們能否接納這樣的我。也有許

100 01 12 (三).

這些天，我什麼也不想做，只是一直聽音樂，郭靜的
歌真的很感人。

學校不放假我就自己請假，有太多事我不想去面對.

休學嗎？我確實需要離開一陣子，放空自己.
只是離開了以後…我就回不來了。

我的心裡空了一塊，我不知道那裡原本是什麼，
我一直在找一塊東西填進去　可惜，我連自
己在找什麼也不清楚。我好像一直在等"什
麼" 只是我亦不知道在等些什麼。甚至是人
、事、時機、物 … 我都不知道。

沒有這麼茫然過，連下一秒是該呼或是吸都
不確定。找不到自己。想把自己丟掉，
我也不知道這究竟是什麼奇怪的感覺。

苦悶吧，嗯.

現在很喜歡郭靜　每一天都不同

今天很早就穿好了制服，但我沒有去上學.

好像是放棄了自己到什麼都不想要

早上 9:30.

2011.1.12

高二，我經常早起盥洗好、穿好制服，最後卻沒有動力去上學，只好請假在家休息。學校讓我壓力很大，希望能休學一陣子，但父母親不允許，同時我自己也擔心一旦離開校園就是永遠輟學了。

多時刻，當自己因為精神疾病而無法自理生活、完成學校指派的作業，或是達不到社會的期待時，不知道如何跟老師與同學解釋。

到了大學之後，我已經很會偽裝，即使心裡難受，還是會繃著一張笑臉面對別人，回到房間再把自己關起來放聲大哭。當我偽裝得越好，面具收藏得越多，越不敢說出真相，因為我怕別人願意跟我當朋友，是因為「我扮演的角色」，而非真正的我。

在這個極度崇尚樂觀與外向的社會，想要生存，得學會裝出樂觀開朗的樣子，畢竟，沒有人想無時無刻被負能量轟炸。努力一點，就可以毫無破綻的演出。但是偽裝很耗費心理能量，總是有那麼幾天，感覺好疲憊，不想再裝了，想做回原本的自己──那個憂鬱到極點的自己。不過我真的好怕，會不會又失去所有朋友，再次變回孤身一人？

甚至到現在，我終於能夠泰然自若地說出：「我有憂鬱症病史，接受治療很多年了，目前已經緩解，但哪天會復發也不知道。」但我還是會怕，是不是有人會覺得，這些故事都是假的，都是我杜撰出來的。得憂鬱症只是我拿來逃避責任，解釋自己一無所成的藉口。

有一次接受治療時，高醫的精神科醫師告訴我：「我高中念北一女，高一時也是憂鬱症，成績很差，但我高三的時候成績有救起來。後來，就像妳看到的，成為精神科醫師。很多時候，我都會自問：『為什麼是我？為什麼是我生病？』可是後來我會這麼想，也許上帝現在給妳這個考驗，是為了讓妳日後能幫助跟妳受過一樣苦的人。因為，妳能夠真正的了解他們。」

是的，有憂鬱症經驗，以及接受過心理學專業訓練，加上有能力書寫成章，那麼，寫這本書可能是我的使命吧！希望透過這本書，幫助那些仍在與憂鬱症搏鬥，或是有情緒困擾的人，給他們一點安慰，也讓社會對他們多一些諒解。

TAKE HOME MESSAGES

筆·記·提·要

- 若發現自己或朋友有罹患憂鬱症的可能，可以先做自我檢測量表，並尋求專業協助，例如身心科、衛生局的諮商服務、打 1980 張老師或 1995 生命線。
- 憂鬱症患者的社交能力與情緒調節較差，需要社會的包容與理解。
- 寫日記（書寫）是一種自我療癒的方式，但要避免負面的反芻思考。（對於不好的事情緊抓不放，不斷鑽牛角尖反而會讓病情加重）。
- 憂鬱症初期很難察覺，很多患者都是生理症狀先產生——失眠、食欲降低之類，精神方面的問題才接續出現，因此一開始容易被誤判。另外，也有人是好幾種症狀一起出現，或是交替產生。

我的記憶被偷走了

砰！砰！砰！

生物小天才一邊寫考卷，一邊焦慮地用腳踢前面女孩的木頭座椅，但女孩始終沒有清醒，她不確定該不該舉手叫老師幫忙，而且時間一分一秒的流逝了。

在鐘聲響起之前，女孩倏地清醒過來了，腰桿挺直，手足無措的樣子，宛如被綁匪丟棄到荒廢倉庫的人質，對身旁的環境感到困惑且害怕。花了幾秒，她似乎弄清楚發生了什麼事，趕緊振筆疾書，想辦法完成眼前的生物考卷。

「欸，妳剛剛很誇張耶，突然睡著，我一直踢妳椅子叫妳起床，妳都沒反應！」下課鐘響後，生物小天才用食指敲敲女孩的肩膀。

生物小天才，是我們班一個短頭髮的女生，些許髮絲已泛白，眼睛大大的，戴了一副簡便但實用的眼鏡。她有時候說話很白目，但因為本意良善吧，久而久之大家也喜歡她了。而我對她印象最深刻的是，她的生物段考居然可以考99.8分，全校沒幾個人能與之匹敵。

……

高中的時候，我很容易疲倦，常常不小心睡著。一般人上課打盹的狀況是——先發現自己很疲倦，接著逐漸進入睡眠。但我沒有那個漸進過程，我不知道自己什麼時候失去意識，等我發現，已經是睡醒之後。所以，我也無法用意志力、捏自己臉頰之類的方式保持清醒，我的意識大概像沒有關機鍵的手機，沒有逐漸關閉的程序，而是直接拔除電池，搞得螢幕全黑。

記得有一次，國文老師要我們在課堂寫練習卷，不知怎地，我就在考卷上睡著了，還用一個很醜陋的姿勢趴在桌上，老師快下課的時候才拍拍我的肩膀，示意我該起床了，但我連一題也沒寫。老師沒有對我發脾氣，不過她的溫柔反而讓我更愧疚。

其實，除了大家熟知的情緒低落、對愛好失去興趣之外，容易疲倦、反應遲鈍、嗜睡都是憂鬱症的症狀之一。有時候會想，要是教師培訓的過程裡，能教他們一些憂鬱症的知識，是不是學生出現症狀的時候，就能提早察覺？我的老師還算好的，沒有責備我。但如果是不了解憂鬱症的老師，以為學生上課睡覺是不尊重她而責罵學生，那麼患者只會受到更多傷害，陷入更深的自責當中。

高二的時候，歷史課改由一位碩士畢業的實習男老師講授，高高壯壯，說話溫文儒雅。因為女校的男老師很少，他一來就造成全班轟動，自然組的同學瞬間都變得好愛找老師問歷史。不過，當時我正在憂鬱，對什麼都不感興趣，荷爾蒙沒有跟著起伏。但我仍會拿著考卷去找老師，畢竟文科是我少數能拿分數的科目了。

「老師，我想問這個填空題的答案是什麼？」

「課本裡有喔，我翻給妳看！」老師手指著課本上一張彩色圖片。

匡噹！理智瞬間斷裂。

課本一翻開的瞬間，我真想挖個地洞鑽進去，我怎麼會問這麼沒水準的問題？題目和課本上描述的句子一模一樣，而且在非常明顯的位置，我居然還不會寫！但問題是，我是看到課本上的插圖，才想起來我「曾經看過」那一頁。我上課確實有專心聽講，回家後也複習了很多次。但我考試時，甚至檢討考卷時，我完全想不起來那是什麼。那句題目，那個空格裡的答案，像是未曾謀面般陌生。

我的記憶被偷走了。怎麼辦？

我不知道自己怎麼了，不斷自責，覺得自己不夠認真。但我明明捨棄所有的娛樂和睡眠，努力念書，卻始終無法記住任何事。我已經山窮水盡了，不知道還能捨棄什麼來增加學習效率，覺得自己好慘好慘，像路邊衣衫不整無家可回的流浪漢。記憶的流失速度，比吸收新資訊快上好幾倍，宛如迎面襲來的海嘯，瞬間摧毀人類數十年辛苦建立的城市面貌。

如果，老師這時候在心裡覺得我是個很不認真、很糟糕的學生，怎麼辦？

我就讀的高中通常是各科老師共同出版一本講義，包含重點及題目，也是主要的上課用書。而「課本」太簡單了，好幾個科目的課本，大家可以在開學時自行決定是否購買，使用方式是回家自己讀。

常常我去問數學或理化問題時，老師會告訴我：「這個妳要回家先看課本啊！課本有很詳細的解說，應該滿好懂的，看完回來解這題就很簡單了！」

但我的狀況是——我知道課本上面全部都是中文，每一個字我都看得懂，但是無法把整句話組裝起來，無從理解它在說什麼。上課的情況也相同，我聽得懂老師講的每一句話，但就是難以理解每一句話組織起來想表達什麼；或是好不容易理解了，稍一閃神，我就忘記剛剛發生什麼事。再怎麼努力，記憶都只能停留在短期記憶，無法順利固化儲存到長期記憶。

老師常常會認為，他要我讀課本我都沒讀，不夠認真。但我並非不努力，而是真的看不懂課本在說什麼，又記不起來。但每次一辯解，情況只會更糟，老師開始認為我是個愛說謊的學生。畢竟，以PR值97，沒有使用任何加分條件考進明星高中的學生，說自己笨到看不懂課本上白話到了極點的文章，誰會相信？

我常在想，如果那時候，有人能知道我發生什麼事，拉我一把就好了。

沒有。

不可能。

在升學主義掛帥的學校，老師、家長以及學生自己，都只看成績。每個人壓力都很大，有限的注意力集中在學習成效，沒有人關心那些苦苦掙扎仍跟不上大家奔馳步伐的學生。

我當時真的不知道，憂鬱症除了情緒低落及常有自殺念頭外，嗜睡及認知功能下降也是症狀之一。正因為不了解憂鬱症，加上患者有強烈自責的傾向，我把嗜睡、記憶力差、理解力差都解讀成我本身基因設定的缺陷，抑或是我個人沒有善盡督促自己成為品學兼優的學生的責任，並且深刻地相信「我一輩子都改善不了」。

即使後來情緒沒有那麼低迷，看似憂鬱症已經緩解，但「自責感」卻從高中跟著我到現在。到了這幾年，在文獻上閱讀憂鬱症的相關資料，才了解我這些失能的情形，其實是疾病造成的，不會一輩子跟著我。後天的訓練，還是能逐漸改善症狀，方能放過自己。

TAKE HOME MESSAGES
筆·記·提·要

- 憂鬱症的生理症狀：容易疲倦、嗜睡、健忘、失眠、眼睛疲勞、暈眩、缺乏食欲、腹脹、出汗、肩頸痠痛、頭痛、頭暈、出汗、性欲降低。
- 憂鬱症的精神症狀：情緒低落、對原本愛好失去興趣、有自殺念頭、容易喪失信心、自責、有罪惡感、悲觀的反芻思考。

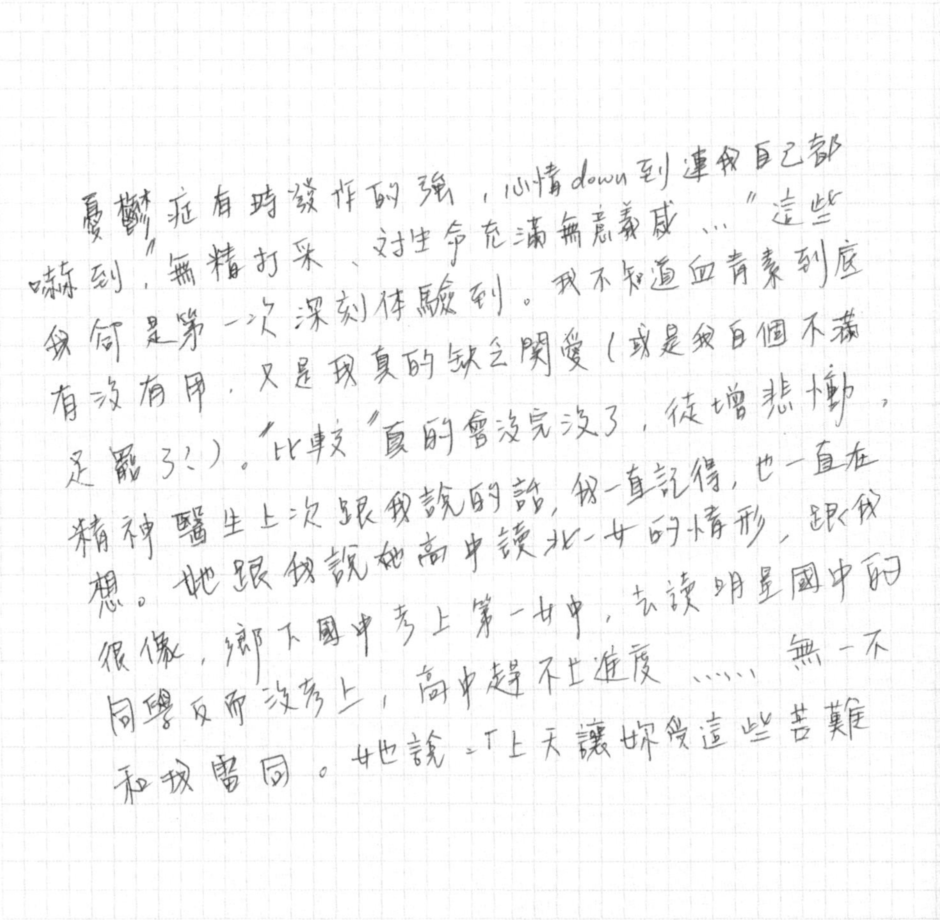
憂鬱症有時發作的強，心情down到連我自己都
嚇到，"無精打采、對生命充滿無意義感…"這些
我會是第一次深刻体驗到。我不知道血清素到底
有沒有用，又是我真的缺乏關愛（或是我自個不滿
足罷了?!）。"比較"真的會沒完沒了，徒增悲慟，
精神醫生上次跟我說的話，我一直記得，也一直在
想。她跟我說她高中讀北一女的情形，跟我
很像，鄉下國中考上第一女中，去讀明星國中的
同學反而沒考上，高中趕不上進度……無一不
和我雷同。她也說：「上天讓妳受這些苦難

2011.1.2

高二，開始接受心理治療。第一次感覺到強烈的低潮，對生活中的任何事情失去興趣，身體也變得懶懶散散的。

心理學教會我的事 1

正視自己的感覺

「讀了妳的故事，我覺得自己根本沒什麼資格悲傷，畢竟我沒經歷什麼慘痛的創傷，只是自己找事情折磨自己而已。」有位讀者寫信給我如此說道。

「不，妳感覺到悲傷就是悲傷，妳感覺到痛苦就是痛苦，這不需要去跟別人比較。妳感覺到的，就是真實的。」我趕緊回覆她。

其實，這段話並非我獨創，而是來自於人本主義心理學家 Carl Rogers 所強調的現象場（phenomenology），它肯定內在知覺的重要性勝過外在真實的物理環境，人感受到什麼就是什麼，此外，每個人的現象場都是不同的。

這些年我最害怕的事情是聽到別人告訴我：「這件事又沒多困難，妳那麼焦慮做什麼？」或「跟某某人比，妳已經很有成就了，幹嘛那麼不知足？」更糟的還有「妳根本就沒有憂鬱症吧？看妳好好的啊！」

每當受人指責時，我不會意識到要辨別對方的批評是否理性、是否應全盤接受，我總相信錯的一定在我，所以當我努力到了極限，卻還是做不好的時候，便會不斷責備自己，以至於產生痛苦、焦慮的感受。

否認痛苦的二次傷害

學習心理學的過程中，我慢慢理解，儘管內心情緒翻騰如海嘯，原來外人是看不出來的。只不過，即使那些負面情緒沒有表現出來，但是那些焦慮到要把胃嘔出來、痛苦到想掐死自己、憂鬱到想隨地躺在馬路邊假裝自己是顆無關緊要的石頭不在乎別人訕笑、自覺與垃圾無異的念頭……都是我每一天生活中切切實實發生無數遍的感受。

每回聽到有人否認我的「痛苦感受」時，內心的疼痛便加劇至意識抽離身體一般（解離），不曉得自己該如何「存在」於世上。因為那些讓我之所以是我的「情緒」與「性格」被否認掉了——我的感受被別人認為是假的，以至於我不知道什麼是真的，如果連自己的感受都不能相信，那我還能相信什麼？若我的性格不被允許存在，而我又沒有其他選擇，那麼，我是誰？我該怎麼「存在」？我連悲傷的權利都沒有，那麼我存在的意義和資格仍成立嗎？

換個角度看自己與他人

學習現象場這個概念，給了我相當大的慰藉，心理學讓我取得客觀角度，重新審視自己的處境：

一、肯定自我的感受

我開始知道，即使這件事對別人來說無關緊要，但只要你認為它對你是有壓力、會產生痛苦的，那麼那些感覺就是「真實的」。在別人惡意批評你，或是對你的感受說出不負責任的評價時，你不需要再幫著其他人攻擊自己，認定自己無病呻吟。唯有接納自己真實的感受，才有辦法擬定對策，改善問題。

二、了解他人的侷限性

這年頭很流行講內心小劇場，我也這樣比喻好了，在雪梨歌劇院外頭散步的觀眾，不可能看看建築物就了解內部表演有多麼精彩，唯有身在場內、屏氣凝神跟著演出者一起呼吸的觀眾，才能理解表演的跌宕起伏與價值。

憂鬱症患者就如同一座雪梨歌劇院，其內心的情緒變化就是那些精彩的表演，唯一不同的是，這裡多半只上演悲劇。而一般沒有受過訓練的普通人，就像是在歌劇院散步拍照的觀光客，他們看著我們的臉，並不能感受我們的憂鬱。只有那些跟患者真實相處過的人、學習過精神疾患知識的人，以及受過專業訓練的心理師，他們曾經有「看過表演」的經驗，或是利用門票——同理心，走進我們的內心劇場，和我們一起體會那些情緒，才能理解我們為什麼有這些感受與行為模式。

我以前會覺得非常感傷與寂寞，為什麼別人都不懂我呢？我真的很痛苦啊，為什麼大家都覺得我小題大作？我是真的很想死，為什麼大家都覺得我在開玩笑？我每天都在苦苦掙扎，不是故意給旁人找碴啊，怎麼大家都不相信我……

我很怕被別人說：「妳就是草莓族，抗壓性這麼差，要是我的話……」，明明自己盡力了，卻還是什麼都做不好，好像自己真是達爾文的物競天擇說中需要被淘汰的瑕疵品，沒有資格活著，坦然的接受自己將被「天擇」掉的現實才是識時務者為俊傑。

但我現在會告訴自己，人有其侷限性，沒有經驗過的事情很難同理。**他不理解我身為一個憂鬱症患者為什麼會有這些想法與感受，並不是我真的太爛，而是他的問題——他沒有能力理解我。**

這一次，相信自己

另外，Rogers 提出來一個很重要的觀念：**當經驗與自認為的自我概念有落差時，會產生焦慮感**。個體為了解除焦慮的感受，會使用兩個常見的防衛機轉——扭曲認知與否認事實。

舉個例子來解釋好了，我雖然不是美到可以當網美的顏值，但依據朋友的說法，我沒有自己想的那麼糟，只不過我太自卑，對於外貌的自我概念是「我很醜」，所以每當有人說他／她覺得我不醜的時候（經驗），我都會覺得「是假的」，就算他／她跟我說一百次我很美，我還是不會相信。這樣的經驗與自我概念的不一致，讓我產生焦慮感，於是我只好扭曲知覺——告訴自己，別人讚美我，並不是因為我真的好；即使他們表現出十足誠懇，表示自己的稱讚是出自內心，我也會解讀成「他們只是人太善良，不忍心傷害我才這麼說的」，或是「這不過是中華民族習以為常的客套而已」。

另外一個例子是，當某個壓力事件產生，讓我感到非常生氣（經驗），但我的家庭教育告訴我生氣是不對的，「不能生氣」成為我的自我概念，於是經驗又與自我概念相衝突，我又產生焦慮感了。所以，為了解除焦慮，我只好否認掉自己的感受——告訴自己，我沒有生氣。但是，即便在理智上說服自己沒有生氣，但那種淤積在心裡不愉快的感受，還是存在，並沒有化解。這些情緒卡在心裡沒有解決，積累起來將會造成更大的個人困擾。

這也是為何某些人明明外在成就表現都還不錯，卻老是自覺很差，還為此痛苦不堪，那可能是其自我評價較低（自尊低落）的緣故。

而對憂鬱症患者也是，我們常會覺得自己不夠好，即使被讚美、被肯定某些作為，還是會覺得「是假的」。若你是稱讚的那方，發現患者有這種反應，不用太驚訝，試著去同理他們的焦慮，以及理解他們為什麼這麼思考；如果你是憂鬱症患者，或是性格比較自卑的人，可以提醒自己，也許別人的讚美真的是讚美，別人的善意是真的善意，不一定另有所圖。**偶爾，相信別人一次，也給自己一次被稱讚的機會。**

Chapter 2

憂鬱找上我，還是我找上憂鬱

我不知道憂鬱症怎麼發生的，
基因？創傷？或是命中注定？
我也不知道，憂鬱症什麼時候會好，
下個月？明年？還是一輩子都不會好？

教室內不可言說的祕密

校慶接近了，全校都緊鑼密鼓地準備著，十一月的天氣開始轉涼，圍牆外的樹梢也悄悄換上土黃色的新衣。這天下午的班會，沒有平時午後昏昏欲睡的氛圍，孔小雨*站上講台，手拿她畫的服裝設計圖，正在跟全班大肆宣揚自己的園遊會及校慶遊行規劃。當她解釋完她的華麗企劃時，剛剛在底下傳閱的分工名條也正好傳完交到她手上，她斜眼一睨，便惡狠狠地高聲疾呼：「我們班只有四十一個人對吧？（事實上是四十二人。）有一個人就是不願意幫忙做事，她從今以後不算我們班的。」

那個沒有勾選分工選項的人，是我。

我不是不願意幫忙，而是根本不知道名條上寫的那些工作選項內容到底是什麼。

這陣子剛好是高中的國語文競賽，每個班級都要派出一個人接受訓練。我們班沒有人願意參加，剛好我也想練口才，便自願參加演講比賽的培訓。練習時間都是班會時段，因此完全不了解她們以前討論的進度。加上我是學校醫護小天使的成員，早自修及中午時間多半要去保健中心值勤，連班上同學課餘時間的討論，我都聽不到風聲。更別說，我本來就是個相當安靜、無存在感，又沒什麼朋友的獨行俠，有如停留在灰暗牆面上褪去顏色的一抹蚊子血。

這天班會進行到一半，我的演講訓練才剛結束，一進教室就傳到那張分工名條，為了不要干擾傳閱的進度，便先往下傳，打算下課後再詢問其他同學工作細節。但我還來不及等到下課，孔同學就在講台上，站在全班的面前，把我「驅逐出境」了。

＊註：本篇提及人名均為化名。

不過，這不是她第一次欺負我，也不是最後一次。

我們班的座位是可以自己選擇的，反正先抽籤完，有人願意跟妳換就可以自由調動。所以最後都是好朋友們結成一群坐在一起，而全班也從講台劃開一條陰陽界，靠近陽台的是性格安靜、認真念書，準備拚台大或醫科的學生；接近走廊那側，是個性較為活潑，平常講話比較大聲，也較貪玩的同學，而她們自稱為「搖滾區」。

有一次班會，導師在講台前憂心忡忡地說，他接到家長來電反應說，班上太過吵鬧，還有同學很愛罵三字經，導師接著說：「妳們都快要升高三了，要收心準備學測，班上盡量保持安靜。還有，校訓是忠勤嫻淑耶，妳們都是女生，留點口德好嗎？不要沒事又把髒話掛在嘴邊。」

導師訓話完之後，由孔同學帶領的搖滾區並沒有收斂，表面上她們把音量降低，減少說髒話的次數，但心裡仍舊很不服氣。每當我離開教室到走廊丟垃圾或洗手，孔小雨與她的副手楊雪晴就會兩邊夾擊我，如唱雙簧般的對話——

「幹，這怎麼那麼討厭啦！」孔小雨說。

「噓～妳忘了不能說髒話喔！」楊雪晴說。

「對吼，不然有人會跟老師打小報告。」

「是啊，要說話端莊一點。」

幾天之後，孔小雨就寫了一張A3大小的「罪狀書」給我，依稀記得開頭寫著：「妳爸媽養妳十七年，難道不知道妳是怎麼樣的人嗎？……有種不爽我們，就直接來跟我們講啊，還找爸媽打電話給導師，讓他在班會上教訓我們？他那樣講，有誰不知道是在說我們？我們的面子要往哪裡放？……（中間穿插許多污辱跟謾罵，但我不記得了。）這一封信是我一個人寫的，妳要算帳的話，找我就好了！不要牽連搖滾區。孔小雨（簽名蓋章）」

我當下不知道哪來的勇氣，讀完那封罪狀書後，往她的桌面一丟：「打電話給老師的人不是我爸媽，還有，做錯事的是妳們，不關我的事。」

但我話一說完，便衝到教室外面哭了，因為我的爸媽從來不會關心我的學校生活，每次請他們簽聯絡簿，就拿印章叫我自己蓋，請他們來家長會，老說沒空。他們怎麼可能打電話請導師給我一個好的讀書環境？

更何況，這些事都不是我做的。為什麼是責怪我？還有，孔小雨自己做錯事為什麼不檢討自己，要檢討我？

我心裡亂成一團。那時候，班上的林雅茹走到我面前抱住我，拍拍我的背，一直說：「沒事的，沒事的。」雖然她撫慰了我當下潰堤的情緒，但我們始終不是朋友，之後有心事或困難，仍無法求助於她。

過沒多久，我就後悔了，一個邪惡的想法浮現在腦海：我不該負氣把那張罪狀書丟回去的，應該留下來，拿去法院告她，或許她就會被迫退學，或是考不上理想的醫學院。

有一次醫護小天使的劉怡欣跟我說，妳們班的許倩雯跑來我們班吃午餐，跟大家說我的「心機很重，很賤」，我們學校一屆就有八百多人，二十一個班，我跟劉怡欣的班級相距非常遠。我與這位許倩雯並不熟，同班一年連招呼都沒打過，而許倩雯的朋友，根本不認識我。我不知道我哪裡得罪她了，讓她這樣四處散布關於我的謠言。

唯一的可能是，許倩雯是搖滾區的成員。

到了高二下學期，我開始接受諮商輔導，所以班會時間便會到輔導中心，太過難受的時候，會請假在家休息。

這時候，大家的升學壓力逐漸加重，沒有人願意擔任班級幹部，而我請假那天，剛好在票選這學期的幹部。隔天，回到學校上課，發現我成了資訊股長。我從小就是個3C白癡，比英文課更痛恨的就是資訊課，怎麼會選我呢？我滿臉狐疑地看著郭采琳，因為我們家住得近，放學會一起走路去捷運站搭車，我以為我們算朋友。

郭采琳說：「因為孔小雨提名妳，又沒有其他人提名，所以妳就當選了。」

「那妳為什麼不幫我？明明知道我不適合的。」我哽咽地說。

「我幫不了妳……因為如果我幫妳，她下次傷害的可能就是我。」

那是我第一次懂得，世態炎涼。

「全班，都是幫凶，都是加害者。我恨妳們，全部！」我當下如此絕望。

因為霸凌事件，我被迫轉至二類組（因為學校制度不能轉班）。

這件事更加打擊了我原本就敏感又悲觀的性格，而被診斷憂鬱症。那段日子我不斷自我反省，找尋我被霸凌的原因。也許是我成績太差？個性太糟？或者長得太醜？

到底我做錯了什麼，我不知道。但我深深相信，無風不起浪，如果我沒犯錯，她不可能無緣無故欺負我。而這樣不斷的反芻思考，也讓我憂鬱的情形益發嚴重。

多年以後，在心理系的課堂上，我才明白，**淪為受害者並不是自己做錯了什麼**，被霸凌只是因為施暴者「看上你」，想欺負你而已。因為你朋友少，沒有反抗的能力；因為你自卑脆弱，對你施暴容易獲得成就感。而班上一半的擁護者，以及另一半沉默的目擊者，亦彰顯了施暴者的社交能耐與同儕的支持度，一再讓霸凌行為終致失控潰堤。

而且那當下，我並不知道自己「正在被霸凌」。我只曉得，自己跟同學處不好，沒有朋友，課業有問題無法求助，中午沒人陪我吃飯，孔小雨處處為難我，我很難受，僅此而已。

我以為所謂的霸凌，是被關到廁所，或是被拿棍棒打到鼻青眼腫之類的肢體暴力才算。畢竟，她們只是散播謠言、叫大家不要跟我當朋友（這就是關係霸凌）、或是寫毀謗信而已。

無法幫自己貼上「被欺負」的標籤，使我內心更難受。因為我不知道，為什麼事情會變成這樣？無法正大光明的跟老師或家長說：「我被霸凌了，請關心我，救救我。」我不知道正在被欺負，我不知道這不是我的錯，只曉得心像被刀剮了千百回。

那時候父親被派駐在外島工作，一整年都沒有回家。我跟母親說，我很痛苦，不想去學校。她沒有意識到我被霸凌的可能，只當是學業壓力太大，叫我不要對成績患得患失。

然而一想到要上學，就覺得好痛苦。有幾次從捷運中央公園站走到學校的路途上，經過中華四路的時候，會暫時失去意識，呆立在車陣中央，等回復意識時，好幾輛車從我身邊擦肩而過。不過我不在意，如果被撞死了，也不錯。

對於我被霸凌的事件，導師是看在眼裡的，但他沒有做任何處置，他自己正在接受憂鬱症治療，所以無心顧及我吧。其他老師也被升學壓力壓得喘不過氣，在班級與辦公室之間、考卷與作業之間奔波。在升學至上的高壓環境裡，沒有人輕鬆，誰都是弱者。或許，我們都是體制的受害者。

然而弱者中的弱者，不正是身處其中，連為自己發聲都無法的孩子？**當人們用自以為是的評價去否決孩子的呼救時，久了，他們就放棄掙扎、放棄自己了。**

事情還沒有結束。

原本我以為上了大學，到一個沒有人認識我的地方，一切重新開始，可以交到新的朋友，替自己塑造一個新的個性去生活。

但是，當我升上大二，擔任校友會幹部，在瀏覽新生名單時，竟然看到那個令我懼怕的名字——孔小雨。她大學重考進了台師大，成為我的「學妹」。

我焦慮難安，生怕她又開始慫恿大學的同學排擠我。那時校友會一個女生告訴我：「別怕，高中她能欺負妳，是因為大家還沒有機會認識妳，就先被她洗腦了。現在，她不能欺負妳！」

因為太過惶恐，我尋求心理師的協助，她告訴我：「**妳不能去傷害她，否則妳也成為霸凌者。但妳沒必要原諒她，妳有討厭她的權利！**」聽到這句話，才讓我放下心裡的重擔。

一直以來，總覺得「恨人是不對的」，她明明傷害我，我卻不能恨她，讓我備受煎熬。現在我才知道，我有恨她的權利。我不會主動對她發出攻擊，但我沒必要強迫自己很有度量的原諒她。

我還是很感謝認真教過我的高中老師，給過我關懷的同學。更希望能讓大家了解，並不是在一群會讀書的聰明學生匯聚的地方，就不存在霸凌的陰影。若你正身處其中，請給自己多一點勇氣，勇敢求救。

TAKE HOME MESSAGES

筆·記·提·要

- 看見霸凌事件時，不要沉默，尋找合適對象求助。
- 受害者不需要自責。
- 旁觀者即便沒有任何行動，都會助長霸凌事件的嚴重性。
- 霸凌事件中的施暴者，通常具備高度社交手腕以及同理心，能夠讓他人聽命於他，並且知道如何凌虐受害者，使其達到最痛苦的狀態。
- 霸凌事件的發生率，比我們想像的還高。

到底什麼是霸凌？

要被稱為「霸凌」需要符合下列三個條件：

1. 有傷害他人的意圖
2. 重複發生（不只一次）
3. 雙方的權力不對等

校園霸凌的類別：

主要可以分成六大類，分別是關係霸凌、言語霸凌、肢體霸凌、性霸凌、反擊型霸凌、網路霸凌。

想對受到霸凌的學生說：

1. 並不是沒有身體上的傷害，就不算霸凌；排擠、傳謠言等關係或言語霸凌，更容易造成孩子的陰影。

2.如果你被欺負，千萬「不要自責」。霸凌者欺負你，並不是你犯錯，只是他覺得欺負你的成功率比較高。

3.也許父母或老師因為一些緣故，沒有注意到你的委屈，絕對不要因此放棄求救。

想對旁觀者說：

旁觀者的存在，是霸凌事件得以發生的重要因素。因為群眾不論是加入助長霸凌者，或是默默觀看，都可能使霸凌者獲得更多權力，更確信自己是在做對的事，使得霸凌的問題更嚴重。如果你是一個霸凌事件的旁觀者，請不要沉默以待，若擔憂自身安危而無法幫助受害者，請求助於家長或老師。

我沒有資格在這裡

為了幫助你理解後面的故事，我需要讓你知道我是怎樣的人，雖然我是個無名小卒，但每個憂鬱症患者都是獨特的。儘管我們因疾病而有些共同特質，卻會受到先天性格、生命經驗、基因、家庭教育……各種因素影響而有所差異，所以需要你稍微閱讀一下我的成長故事，來還原事件發生的情景。並且提醒你，雖然我已盡量查詢相關研究文獻再去比對自己的生命歷程，力求此書主觀故事與客觀資訊並重，但仍切記勿「過度類推」至自身或親友身上，若真有需要協助，請找尋合適的心理師。

我努力地偽裝自己，要快樂，在大家面前表現的正常。但我快崩潰了，
我不想面對我自己，卻無路可退。我找不到容身之地。以前
我好煩惱我沒有朋友，心中有苦不知向誰說，現在有朋友了，我害
怕打擾到別人，害怕對方不理解我的感受，於是我成了傾聽
者，我的苦依舊只能深埋心底。害怕別人覺得我不孝、
我不用功、我太幼稚、我不美……，總覺得有二十雙眼睛
瞪著我。沒有人記得寫聖誕卡給我，沒有人記得我生日。
什麼"天降大任於斯人也，必先苦其心志……"，扯謊，為什麼我
只能用這個來騙自己活下去？

「祕密」書一出，我連悲傷、自憐的權力也沒有，彷彿不照它
的方式做，就會被詛咒。

2011.12.5

高二，我發現自己很憂鬱，卻不敢表現出來，怕別人會因此更討厭我。然而，當時大肆倡導正向思考及吸引力法則的《祕密》紅極一時，彷彿只要有一點悲觀的念頭就是罪該萬死；若是與悲觀的人接近，就會吸引更多厄運，讓我感到更加孤獨，更背負著龐大的罪惡感。

●●●●●●

首先，我要告訴你一個祕密，掩藏在我心底好幾年的大祕密。

其實，我沒有資格念大學，考大學時，我只有參加學測，拿了六十七級分。很不錯的成績對吧？

但，那成績不是我的。

不，不是那樣的。我知道你現在在猜想什麼。

我沒有作弊，我考上的大學也不是塞錢就可以走後門進去的。

「那……妳到底在說什麼？」你一定想問。

我高中因為憂鬱重症，記憶力及理解力都很差。閱讀中文書寫的課本時，即使每個詞彙都看得懂，就是無法把整句話連貫起來，也無法統整出整個段落的重點。在英語學習上，常覺得單字像一塊塊的樂高積木，只能用形狀勉強去記憶它的樣子，無法背誦與應用。學習一直跟不上進度，暑假都在補考名單裡。高三的時候幾乎放棄學業，上課不聽講，回家也不複習。反正，這些都是徒勞無功。

為了消磨用不盡的時間，我開始到圖書館看閒書，字再多的小說也都能囫圇吞棗地讀完。但是在這之前，我一年的閱讀量絕對不會超過一本，而且還是圖比字多的童話故事書。

當同學在上課抄物理解題時，我在看《風之影》；當同學在檢討英文小考時，我在吃零食。有時候，上學這件事實在讓我壓力太大，我便會央求母親幫我傳簡訊給老師請病假，待在家裡睡回籠覺，醒來後再把《龍紋身的女孩》三部曲看完。

也許你會問，對課本有閱讀與理解上的困難*，那為什麼看小說沒有？這個問題我也很好奇。我猜想是因為課本較多是「精華」式的重點，還有很多陌生的「新名詞」，需要耗費較多認知資源去處理，而處於憂鬱狀態的我，大腦無法負荷如此龐大的訊息量，但小說的資訊量相較少一點。另外是，課本有必須讀懂、

*註：並非在閱讀文章的經驗上有閱讀與理解的障礙就能稱作「閱讀障礙」，閱讀障礙在臨床上有嚴謹的定義，需要透過專業的醫療人員進行衡鑑，才能下診斷。

背起來的壓力，但小說讀完忘記就算了，也沒人會因此對我生氣。而實際，當時讀的小說內容我確實沒記得多少。

你可能會說，我媽對我太好了吧？居然放縱我翹課。但事實是，她受不了我三番兩次吵著休學，便妥協我「撐過去」就好，不管成績總是墊底，不管人緣多差，反正拿到畢業證書就好。當時我非常失落，她居然看重文憑遠遠大於我的快樂與健康?!

病情稍微好轉的時候，我會把歷史和國文課本拿出來讀一下，雖然仍是浪費時間的行為，因為我看過就忘了，很難形成記憶，但還是會稍微「盡一下學生的本分」，畢竟那是我少數能理解的東西。

當然，我也有過認真求學的年代。

高一時，寫題有問題，我就會找班上較友好的同學求救，但她們通常教我幾次後便放棄了，因為她們無法理解，為什麼我總是學不會。為了不再浪費別人的時間，又產生愧疚感，我開始不求甚解。

閱讀障礙是什麼？

- 閱讀障礙（dyslexia）是學習障礙的一種，這個概念在一八九六年由英格蘭的Pringle Morgan博士提出，指個人的閱讀表現不佳，未達智力或生理年齡應有的水準。但閱讀障礙需要透過診斷與鑑定才能確認，並非閱讀不順暢就是閱讀障礙。普遍來說，閱讀障礙具備下列四項要素：①神經心理症狀，②有知覺、認知和語言上的問題，③問題會持續於青少年與成人，④在生活各領域上造成困難。
- 其中閱讀區分成「認字」與「閱讀理解」兩個成分，若讀者缺乏流暢的認字能力，也會導致他們無法集中心力去探究文本的意義，進而難以理解內容。
- 閱讀障礙為多元成因，大致可分環境與個人因素。在診斷閱讀障礙時需收集臨床衡鑑結果與在學校學習情形的資料，和父母、老師及個案會談後，並且注意排除其他影響因素，例如：社會文化、教學方法、教育環境、視覺或聽覺障礙……。
- 閱讀障礙僅是一個統稱，有諸多不同的亞型。

模擬考的時候，我的成績都在四十、五十級分左右浮動，讓我深感恐懼的英文還只有九級分（滿分十五級）。但你知道嗎？我正式考試那次，拿到十四級分。

你想問我怎麼辦到的，對嗎？事實上，我也不知道。我沒有決勝錦囊，高分的密技是——猜來的。

那年英文作文題目是寫一封信，我當然不知道從何下筆，突然靈機一動，翻到前面的選擇題，把能用的單字、轉折語、看過的句型結構，統統抄下來，拼拼湊湊成一篇英文信。反正，題目給的單字不可能拼錯，文法也一定是對的。多少可以拿個基本分吧？而選擇題的部分，不只是英文科，每一科都是憑直覺猜測，沒有運用什麼刪去法之類的技巧。瀏覽過題目，腦袋中浮現哪個選項，就寫下去，**ACEDB**，**BEDCD** 的寫著。甚至，我連題目在問什麼都不知道。

考完試隔天，班上同學都在傳閱報紙對解答，多少了解自己的成績落點。但我沒辦法，因為，當時的答案我都是依據直覺寫下的，而且題目太多，真的想不起來當初猜了哪個選項。

也許，你會說我真的很幸運。

但這樣的運氣，要付出慘痛的代價。

「大概也就四十幾級分吧？」我心想，反正也沒差，我本來就沒有念書，也不打算讀大學。

連高中教材都無法理解，我要怎麼讀大學？我高中一個朋友都沒有，到了大學要面臨更多的人際互動需求，我如何克服？再者，依據我現在的病況，生活上根本接近失能，要怎麼搬出去到外地照顧自己？

「不，不，我不要念大學。」想到就頭疼，比孫悟空被緊箍咒折磨還疼。

在正式的個人成績單發下來之前，高中會拿到一張有全班成績的表格，老師從每一排發下去傳閱，當時我坐在班上最後一排的位置，所以，我看不到別人的成績，但每個人都看得到我的。

坐在我前面的那個女生，頭髮很長很漂亮，臉蛋堪稱校花等級，她把成績單遞給我的時候，一臉哀傷，彷彿我背叛她一樣：「妳其實考得很好！跟我不一樣。」她念書還算認真，但成績總是上不來，以前她大概覺得我們是同一群人吧？班上少數成績特別爛的那群，總會對彼此產生些許歸屬感。她偷看完我的成績後，認為我之前根本是刻意裝出成績很差的樣子。

我領到成績單一看，著實嚇了一大跳，根本不敢相信那是我的名字。畢竟，要用猜的拿到這個成績，機率很低。我把成績單塞進抽屜裡，過了好幾天都不敢去看，生怕過幾日就會收到大考中心的通知信，說我的成績是跟另一個人的搞錯了。

不過時間一天一天的過去，大考中心並沒有寄更正信給我，反倒是班導師來了：「我不是說，學測要申請的人，要來找我討論落點跟備審資料嗎？妳怎麼沒來？」

「也許……我可以考指考？」我囁嚅著。

至少可以不用準備備審資料，對著空白三年的高中生活無力嘆息，成績很差、沒有什麼課外活動，甚至沒有任何照片可供點綴。每一次寫備審資料，就提醒一次自己是如何沒有價值。何況，我真的不知道怎麼在面試的時候跟教授解釋，我的高中成績這麼爛，學測如何拿到這個成績？為何我就讀南部第一志願的高中，卻什麼課外活動都沒有（至少我覺得沒有能夠拿出來說嘴的事情）。

跟教授說你有憂鬱症不就好了？

不，這件事沒那麼好說出口。畢竟，我不知道他是否會覺得我有病，所以不夠優秀，沒有資格念大學；畢竟，名額有限，他們要選最好的學生，但我不是，我是病到腦袋跟人格都壞掉的廢物而已，應該去精神病院，而不是大學；畢竟，社會大眾不是老愛說「把精神病患關起來，世界就安全了」嗎？小時候的我，因為對精神疾患不了解，也是這樣誤解與恐慌。直到有一天，我變成大家恐懼的精神病患，才發現，其實「我們」並不像大家想的那麼可怕。就像人們可能很怕蛇會咬你，事實上幾乎看不到也聽不到的蛇，可能更怕人類。

「以妳的程度能考到這個成績已經是奇蹟了，好嗎？我在班上說，我們學校的學生很優秀，學測不好顯現實力，要大家耐住性子拚指考，會得到更好的學校。那些，不是在跟妳說。不要再奢求更好的學校了，奇蹟不會發生第二次，拿妳學測的成績去申請大學，至少可以到中字輩不錯的學校。想一下，過幾天來找我討論妳要申請哪間大學。」導師的關心包藏在冷峻語氣之下。

原來，我背了三年的高中書包，仍舊不是這個學校的一員。

因為，我不夠優秀，我是我們學校的恥辱。

而且，當時我始終說不出口，我恐懼的到底是什麼，為什麼做備審資料、面試對我來說這麼困難。那時候大眾對精神疾患的了解更少，接受度更低，我深信若說出來，並不會獲得關懷或接納。他人只會把我當成怪獸，躲得遠遠的，甚至如中世紀獵殺女巫般，要我消失。

後來，順利申請上學校了，但不是我喜歡的科系。大學頭兩年，我因為學習障礙、人際相處的困境及對人生迷惘的無助等，而感到相當痛苦。而且，因為學測僥倖獲得好成績，讓我一直覺得自己沒有資格念大學。人際交往上的技能（Social Skills）不足，也讓我與同學相處吃盡了苦頭。當成績不好，我就會直覺認定「因為我根本沒有資格在這裡（冒牌者現象）」；當有個不錯的計畫可以參加時，我會想，「我不夠好，沒有資格競爭。」

關於高中的記憶，因為太痛，所剩無幾。每當大學同儕在緬懷高中的青春時光，我實在無法共鳴，以致聊不上話。或是曾有大學同學一臉興奮的跑來認親：「聽說妳是○○高中的？我也是！」我一點都不想承認，那時還給她結屎面。至今仍為此事深感抱歉，卻不知該如何跟她解釋。

那些過去，我只想切割。只想遺忘。

我會說，那是空白的三年。

我把讀心理系當成治療憂鬱症的療程，可是，畢業了要開始找工作，大學期間，我都在治病（以及學習如何調適），沒培養什麼專業技能，我之後能做什麼工作？光想到這些，我又開始焦慮難受，頭疼、胃痛。

「可不可以讓我再念一個大學？」我屢次想懇求父母，但說不出口，因為父親年紀大了，需要退休休養，我得出社會工作了。

這些年的大學生涯，我的生活以兩倍速進行，四年要獲得七年該有的人生經歷，把高中空白的部分都補足。

高中的時候，我沒社團經驗，不知道什麼叫作朋友，未曾取得學業上的成就感，也沒機會探索興趣，遑論培養課外的專長。大學，我要把這些都補齊。所以，一直努力著。要認真拚成績，參加很多活動、講座，能認識人的機會就把握，看很多課外書。把行事曆塞得滿滿的，滿到每天睡眠不足、沒時間吃飯，永遠在追趕進度。

看到校園裡的強者，A同學日文很強，因為高中喜歡動漫而開始學習；B同學在營隊大放異采，因為他高中就開始參與舞蹈練習；C同學對事情總能有獨到的見解，因為他高中就參與不少計畫來探索自己。

我就會開始自卑。

「如果，我高中也能做這些事，現在會不會不只這樣？也能成為優秀的人？」我仍時常這麼問自己，要是沒有遺失那三年，就好了。

認知能力因為憂鬱症的關係，損傷不少，記憶力跟理解力很差，基本上高中上課的東西幾乎沒有留住，因此也對考試、讀書產生嚴重的習得無助感（Learned Helplessness），這也是我大學始終不願意（我不相信自己有能力）去補習班打工或當家教，而選擇餐飲業工讀的原因。

我對學習這件事是恐懼的。

大學課堂上使用的原文書與期考的英文試卷，費了好大一番工夫才能勉強適應。現在，面對學霸或是英文、數學很強的同學，我仍舊羨慕，甚至害怕，覺得跟他們是不同的世界。

要是，高中沒有被霸凌，就好了。

要是，高中沒有憂鬱症，就好了。

要是，高中能找到朋友，就好了。

彷彿，憂鬱症跟霸凌，都是我自己的錯。

要是那時候，我有能力保護好自己，就好了。

冒牌者現象是什麼？

冒牌者現象（Imposter Phenomenon）並不是一種病，而是一種人格特質，最早由臨床心理學家 Pauline R. Clance 和 Suzanne A. Imes 於一九七八年提出，指一些具有高成就的人無法將這些成就表現及讚美內化成自己的特質，並相信自己其實「不夠好」、「是冒牌貨」，並經常擔心會被別人發現「真相」。就算他們具有足夠的客觀證據能證明自己的實力，卻還深信自己「不配」擁有成功，而將這些成功的結果歸因於運氣好、趕上時機，或者是主管要求比較鬆散的緣故。而且冒牌者症候群並不罕見，臉書營運長桑德伯格（Sheryl Sandberg）便是其中一員。

若你發現自己有冒牌者症候群，可試試以下方法，幫助自己肯定自我：

1. **認同你的專業與價值**：你今天之所以是這個樣子，並不是運氣而已，而是你的聰明才智、努力工作、認真學習所積累的結果。
2. **專注在你做得不錯的事情**：做一個清單，列出自己成功的事蹟、收到的讚美，當你開始自我懷疑的時候，就把這個清單拿出來複習一下。

3. **了解沒有人是完美的：**你可以嘗試追求完美，但要了解那是不可能的任務。就算你做錯幾件事，也不能否認之前的成就。

4. **失敗不代表完蛋了：**失敗為成功之母，透過小失敗的歷練，讓你完成更艱鉅的任務。試著想想看，再厲害的球隊，總有輸球的時候。

5. **找個信任的人聊聊：**當你不斷自我懷疑的時候，可以找個信任的人問問他對你的看法。

6. **別因害怕而退縮：**就算大腦不斷產生自我懷疑的聲音，還是要往目標繼續前進。

7. **尋求專業協助：**如果冒牌者現象產生的焦慮、憂鬱感受強烈到難以調適，請找專業的心理師協助。

參考文獻：

1. McGregor, L. N., Gee, D. E., & Posey, K. E. (2008). I feel like a fraud and it depresses me: The relation between the imposter phenomenon and

depression. Social Behavior and Personality: an international journal, 36(1), 43-48.

2. Clance PR. The Impostor Phenomenon: Overcoming the Fear that Haunts Your Success. Atlanta, GA; Peachtree Publishers; 1985.

3. Ghorbanshirodi S. The relationship between self-esteem and emotional intelligence with Impostor Syndrome among medical students of Guilan and Heratsi Universities. J Basic Appl Sci Res. 2012;2(2);1793-1802.

4. Clance PR, Imes SA. The impostor phenomenon in high achieving women: Dynamics and therapeutic intervention. Psychother-Theor Res. 1978;15(3):241-247.

察言觀色是我發展遲緩的能力

這次我要正式跟你介紹我自己了。
今年二十三歲，生理女，異性戀，身高一百六十七公分……
開玩笑地，你不會想要條列式的看完我的人生，尤其是個普妹的生平。
那麼，為了讓你更了解一個活生生的憂鬱症個案，請容許我再說幾個故事。

我是獨生女，不只在我的家庭裡孤獨一人，在整個家族中，也猶如太平洋上被世人遺忘的孤島。一直沒有表兄弟姊妹，第一個表妹在我國中才出生，而堂哥、堂妹們和我都不親，僅過年吃飯時打招呼，平常不會聯絡。

跟父母的關係這幾年雖然有改善不少，但以前非常疏遠。父親是很權威式的教養，雖然不會拿藤條抽我，或是非常獨裁的替我做決定，但我每一回想跟他分享事情，話還沒說到一半，他就會打斷我，開始論述他的想法，表示他才是對的，我的意見不重要。所以，久而久之，我不再跟他聊天，遇到挫折的時候，也是往心裡吞，不敢告訴他。

反正，父親不會聽。

至於我的母親，她是個極端樂觀、無物質欲望、相當保守的人。我說，成績很差，考不上好大學，她回我，有大學念就好了！我說，我不想上學，好痛苦，她說，上學本來就很痛苦，妳撐過去就好了嘛！我說，我沒有朋友，我好難受，她說，沒有朋友又不會死，我也沒有啊，還不是過得好好的？

母親無法同理我，也不能跟她訴苦。

總之，我覺得父母像是同住在一個屋簷下的房客，起床、出門的時間都不同，也從來不一起吃飯。他們只是讓我衣食無缺的善心人士而已。

我的社交能力不太好，國小的時候很公主病，喜歡亂發脾氣，所以沒什麼朋友。記得國小有一次，班上有個女生開生日派對，幾乎全班都去了，我最好的朋友也在受邀名單，我卻在隔天上學才知道這件事，讓我相當挫折。

爸媽工作很忙，經常早出晚歸。放學之後，我都是一個人玩遊戲。把一副撲克牌發四份，自己打大老二，玩了好幾輪後，再把牌打亂，一張一張照順序花色排好。就這樣打發掉整個童年時光。

到了國中，因為搬家而轉換學區，害怕自己的壞脾氣又讓我交不到朋友，我轉而變成安靜害羞的狀態，每一個動作跟表情都要小心翼翼，生怕又讓別人討厭。

我很少有機會跟其他小朋友玩耍，學習什麼才是正確的社交技能。我聽不懂笑話，常常太過嚴肅的回覆，而讓大家失去興致。或是，經常說錯話，惹別人生氣。那些同學，不是你的兄弟姊妹，沒有切不斷的血緣，你一犯錯，他們就跟你絕交切八段了。

最慘的一次是國二的時候，數學老師教完一個觀念，要我們自己再看過一遍去理解，滿頭大汗的她在旁邊休息搧風。我說了一句很白目的話：「吼～老師在偷懶！」老師氣得大罵：「我教你們這麼累，什麼叫作我在偷懶？」便轉頭走回去辦公室了。其實，我並不是真的覺得老師在偷懶，只是試圖做個幽默的表現，不過，很顯然，我並不知道什麼是真正的幽默。我當下很惶恐、很自責，卻不知道怎麼道歉。

察言觀色一直是我發展遲緩的能力。

我從小就滿自卑的，走路都不敢抬頭，生怕別人看到我會嚇到。可能是小時候家人很喜歡拿我跟堂妹比，她是氣質出眾的鋼琴公主，有漂亮的臉蛋、纖細的身材，還有溫柔的個性。我跟她完全相反，很難相處、動作粗魯、脾氣火爆，在她旁邊我就覺得自己是個醜女。我很討厭家族聚餐，因為又要見到堂妹，再次打擊低到快變成負值的自尊。

對外表和性格上的自卑也導致我不敢主動跟別人搭話，害怕被拒絕。另外，我先天近視很重（超過一千兩百度），又有低血壓跟嚴重的貧血。經常精神不濟，看起來懶懶散散的。大概因為如此，我很不喜歡社交活動，更別說成為受歡迎的女生——活潑、外向、有精神。種種因素，更加深了憂鬱的情形吧？

國三有一次班上同學在傳要去旗津班遊，是一個邀約一個那種，沒有在班會時間公告，也沒有傳紙條下去填寫。這時候，也許你會說，去告訴他們自己也要參加不就得了？不，不，不。如果他們拒絕我呢？會不會覺得我很厚臉皮，都沒人邀請我，還要參加？或是覺得我很白目，大家都討厭我，難道沒有自覺嗎？

後來，他們真的去班遊了，在海邊拍了張很有活力的合照。沒有我。

憂鬱症最愛找上誰？

憂鬱症是多元成因，像是長期處於壓力過大的環境、心理創傷、人格特質（完美主義者、拘泥於規則者、在意他人評價者、不敢拒絕他人者、排定優先順序困難者、無法順利轉換心情者……等）、成長環境、家庭教育、社會文化、人際關係……諸多因素綜合影響而致。

另外，面臨重大事件，像是喪偶、婆媳問題、失業、搬家等，或由重大身體疾病引發，像是癌症、心肌梗塞、糖尿病等，也會引發憂鬱症。至於復原情形，也因人而異，例如：若你是工作壓力大導致憂鬱症，也許換個工作環境，接受藥物治療，並再休養治療一陣子，就能夠康復了。但若是受到家暴、性侵、霸凌等重大心理創傷而引發的憂鬱症，即有可能產生 PTSD（創傷後壓力症候群），並且在原本的危險因子沒有移除前，會很難以康復。

其實正常人跟精神疾病患者，並不是一刀兩斷的二分法。事實上，更像一段光譜，所有人散布在光譜的不同位置。當一個人的狀態嚴重影響到正常生活，並且達到醫學認定上生病的標準後，才算生病。

所以憂鬱症患者和一般人之間，並非隔著一道無法翻越的牆，我們都一樣，只是有著些微差異而已。更重要的是憂鬱症判定，需要專業的醫師與心理師透過晤談、衡鑑等方式進行嚴謹的評估，且診斷時還得「排除」憂鬱症狀不是因服用藥物、濫用物質或身體疾病造成的，亦無法用其他精神疾患做解釋（例如思覺失調症），才能確定，請勿自行在家「診斷」。

*註①：可延伸閱讀衛生福利部出版的《認識憂鬱、面對憂鬱、擺脫憂鬱：憂鬱情緒障礙自助手冊》。

*註②：DSM-5 是指美國精神醫學會出版的書籍～《精神疾病診斷與統計手冊》第五版。

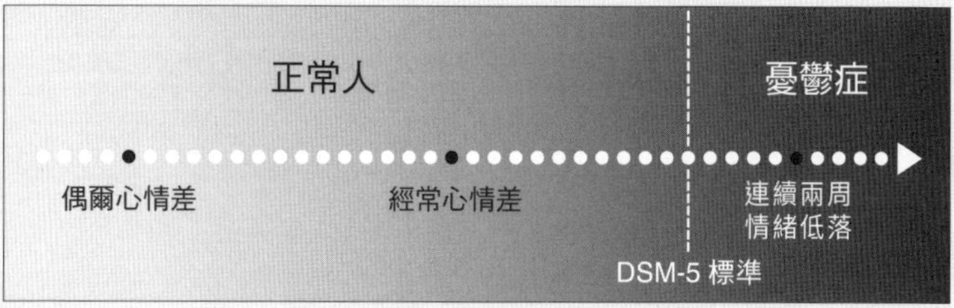

▲ 憂鬱症光譜

我又再度陷入那痛苦的泥沼中。無法融入團體中，自己周遭突然

了密不透風的牆。就像落地窗那樣，我和你們很接近，卻是

世界，互不干擾。我不喜歡，永遠都是一個人。

2008.11.11

國三的時候，因為不知道該如何察言觀色、正確地進行人際互動，而無法融入同學之中，讓我感到非常孤獨與痛苦。

高中的時候，最怕體育課分組練習，我不知道體育老師的算術為何那麼好，不論幾個一組，我總是會被剩下來，讓我覺得自己好多餘。沒有人主動邀請我加入，我也不敢去問別人能不能讓我跟她們一組，那堂課便躲在角落自己練習。很多時候，我相當渴望老師能注意到我，幫我強制分到某一組裡頭。但他沒有，瞄了我一眼，就讓我繼續在角落練習。

總之，在家庭沒有獲得足夠的親情滋養，在課業無法獲得成就感，以及人際關係上的受挫，再加上生理的虛弱及先天高敏感度的性格，終致憂鬱找上我。

TAKE HOME MESSAGES

筆·記·提·要

- 家庭環境、生命經歷與人際孤獨，都是影響憂鬱症產生的變因之一。
- 有病識感是好的，但切勿自行診斷，務必找專業醫生協助。

我得偽裝

高三的時候，我真的很怕申請大學的面試。

「拜託，哪個高中生不怕啊，這有什麼大不了的。」一定很多人會這樣說。

不過，事情沒有你想的那麼簡單。

我一直覺得自己的成績是被掉包的，不是憑實力拿到的，認為自己沒有資格讀大學。但很矛盾的是，我又不願接受自己程度差，去申請排序較後面的大學，畢竟我國中至高中還是曾經非常努力讀書，只是一點成效都沒有，但總覺得努力該換得些什麼吧。

準備備審資料真是苦不堪言，因為你要做兩件事：介紹自己跟簡介經歷。翻譯成更白話的語言是：一、把自己的皮剝開，將內心赤裸裸的攤出來給別人檢視。二、推銷自己，把雞毛蒜皮的小事講成豐功偉業。要讓別人窺看你的內心，本來就需要勇氣，還有自信。另外，先別提華人社會推崇曖曖內含光、謙遜是美德的文化價值，要東方人自我吹捧本來就會有心理障礙了，更別說，我是個思想極度悲觀、覺得自己一無是處的憂鬱症患者。這些障礙看似在一般人面前的柵欄，對我來說是一座永遠無法越過的巨大山頭。

高三的時候每個同學都可以申請模擬面試，老師都會提醒學生「要有自信、要開朗活潑」，也許是善意的提醒，但對我而言卻是種傷害，我就是自卑，就是悲觀，就是內向害羞，就是一事無成。我要偽裝成另一個樣子去面試嗎？但那不是我，我不喜歡說謊，也沒有能力說謊（那時候我很沒想像力，也有點思想上的強迫症，無法說出非事實的陳述，也無法書寫沒發生過的事情，只要對記憶稍有懷疑，便無法傾吐而出）。

換另一個角度想，如果大學教授都只要「有自信、開朗活潑、外向」的學生，那麼不符合這些資格的我，是不是不能念大學？瞬間覺得，這世界很殘酷，達爾文的「適者生存，不適者淘汰」又再次在腦海中重複播送，我是那個即將被淘汰的個體，這世界，沒有我的容身之處。

另一個讓我恐懼的點是，我經歷過太多次，人們知道我有憂鬱症後，彷彿我會將世紀瘟疫傳染給他似的，立刻鄙視我，保持距離。那時候，我不知道憂鬱症怎麼發生的，基因？創傷？或是命中注定？我也不知道，憂鬱症什麼時候會好，下個月？明年？還是一輩子都不會好？顯然，即便我還不了解這個住在我身體裡的惡魔到底是什麼東西，我卻已深刻感受到，憂鬱症在大眾的認知裡，是個負面標籤。那我怎麼敢在面試的時候讓教授知道我正在治療憂鬱症？

我得偽裝。

我對著鏡子努力練習微笑，背著那些一點都不像我的自我介紹，假裝自己是個活潑開朗外向的人。但每一次練習，我的情緒就會決堤，不斷地哭泣：「為什麼？為什麼我不能做我自己，真正的自己？——有時候會悲傷，需要被幫助、脆弱的那個我，必須像活在下水道的老鼠，永不見天日？」

面試的教室很大，三個教授並排而坐，坐在離我有三、四公尺遠的對面，中間的兩張桌子隔出權力不同的兩個世界，手上拿著我勉強趕出來的備審資料，點頭微笑，請我先進行十分鐘的自我介紹。

坐在最中間的是系主任，一個身形圓潤、臉上掛著和藹笑容的女士，但她的問題卻傷透我的心，即使兩年之後與她談及這件事，才知道她的意思並不是刻意刁難我，但心中還是留下一道疤痕。

她說：「閔筑，妳來自很好的高中，學測成績也不錯，但妳的在校成績不是很好。能解釋一下嗎？」

我，答不上來。

絕對不能說我有憂鬱症，會馬上出局！也不能說我學測是運氣好，才有這個分數。千頭萬緒如數以萬計的螞蟻大軍在我心裡鑽來鑽去，十分焦慮難受，卻又不敢說謊，那到底該怎麼回答？

她又問：「妳為什麼想讀我們的科系？」

我承受不了指考的壓力，又無法申請上理想的心理系，而想找個有機會錄取的科系棲身罷了。但這種話，又怎麼能在面試的時候說呢？而且，我還是不敢說謊。我答不上來。

不知道什麼因素使然，即使我的面試表現很差，最後還是順利進入這個科系。但在這間大學就讀的兩年期間，仍舊沒有歸屬感。學習受挫時，「妳沒資格念大學，所以學不好」的念頭會縈繞在我的腦海，久久無法散去。

轉學後的第一個暑假，也就是二〇一五年，我到中央大學參加認知暑期學校（為期一周，以講授認知神經科學的兩岸三地科學營），午晚餐時間，各桌都會被分配到一位教授，陪我們討論營期結束要報告的學術議題。好幾個教授都是昔日同窗，晚上時會聚在同一個房間一起喝酒敘舊，是相當溫馨的場面。那時候我和幾個研究生一起去找教授們聊天，大家正熱烈地討論著未來想要研究的領域。

我反覆思索了好幾次，終於鼓起勇氣詢問其中一位諮商輔導領域的教授：「老師，我想請教一個問題。如果，一個學生在大學申請面試的時候說，他想念心理系是因為自己有憂鬱症，想透過學習心理學來拯救自己，您會錄取他嗎？

（我的潛台詞是：你不會因為她是神經病，不夠優秀而放棄她吧？）」

「當然會錄取啊！這是很好的動機。很多心理系的學生，都是帶著自己的困擾，想要更了解自己，才會來讀的啊！」教授說，「有憂鬱症又怎麼樣，那有什麼問題？還是可以唸心理系啊！」老師彷彿不懂我為何有這種擔憂，露出一抹和藹的微笑，便繼續喝他的啤酒了。

那瞬間，我心裡多年的結才被解開：就算我不夠樂觀開朗，不夠優秀，還是有資格念大學的。

至少，會有人願意接納有殘缺的我。

TAKE HOME MESSAGES

筆·記·提·要

- 對處於憂鬱狀態的人來說，自我揭露與自我行銷是困難的。
- 即使憂鬱症患者有時候需要接受藥物及心理治療，亦非社會所推崇的樂觀、活潑、成績優異的樣貌，也不代表他們是瑕疵品，沒有生存的權利。

心理學教會我的事 2

笨是天生的嗎？

「只靠智力或整體智力概念，無法解釋真實生活的智能表現。」——心理學家 Stephen J. Ceci

「智商到底是什麼？」這是高中三年我不斷逼問自己的問題。

升高中那年，雄中科學實驗班第一屆開辦，報考條件其中一條就是「智力測驗成績必須在平均值的兩個正標準差以上」，總之，我不符合資格。這件事，對當年夢想成為科學家，甚至還幻想可以進NASA的我而言，是莫大的打擊。

進到高中之後，智商這件事也不斷折磨我：是不是我太笨，所以很多事情做不好？

「為什麼坐我右邊的T同學上課玩手機，課本完全空白沒筆記、沒畫重點，老師抽問卻能對答如流？最後還拿到期中考全班第三名？」而我上課專注，課前預習、勤做筆記，卻還是沒能理解老師剛剛講了什麼？

「為什麼每天都有七、八張小考考卷要在下課時間完成，其他人都能順利達成任務？」只有我老是看不懂題目，最後要對著寫不完的考卷哭泣？

高中求學的日子裡，類似的問題不斷在考驗我，到底為什麼我這麼努力，卻還是跟不上同學？是不是我太笨？

努力不夠，還得更努力一點

時間回溯到國中一年級，學校讓我們做了智力測驗。結果出來後，老師在講台上告訴全班：「我很感動，我們班前幾名的同學，智商並沒有特別突出，代表他們的成績是努力出來的！」這段話看似鼓勵，卻是我高中生涯痛苦的根源。

因為智力測驗成績是個人隱私，老師不能隨意公告，只能私下去找她查看自己的成績。正常人應該落在一百分，而我只有……九十分？意思是，我智能不足？聽說隔壁資優班的同學，最高分的有一百四十分？看到成績的當下，有些失落，但這樣的不舒適感並沒有維持太久，我跟自己說：「沒關係，我比別人更努力一點就好了！」

為了「更努力一點」，從國一開始，我每天回家後從晚上六點開始讀書到凌晨兩點，認真讀課本、做筆記、寫練習題，不看電視也不玩電腦。為了爭取更多讀書時間，我假日不出門遊玩，拒絕家族聚餐，甚至放棄畢業旅行。犧牲睡眠時間、放棄經營烹飪與裁縫的興趣、放棄逛街踏青的機會，都是因為我自覺到「先天上比別人笨，所以要更努力」，做這些事情，我無怨無悔，只要學業表現能維持在前面就好。

後來，國中曾經拿過全校第一名，也順利從普通班考上明星高中。

但到了高中，「努力就能有所成果」的信仰徹底地崩塌。我已經沒有休閒娛樂可以捨去、沒有更多的睡眠可以犧牲、沒有更多時間可以投注在讀書上面了。原來，在一個全體成員都很努力的環境下，最後能一較高下的是「智商」，而我沒有這個籌碼，注定被貼上敗者的標籤，丟進垃圾桶裡。

其實國三的時候就稍微有意識到這件事了，數學跟理化的觀念常常不能「順暢理解」，雖然心中稍有惶恐，但我仍舊告訴自己：「沒關係，題目多做幾次就好，不懂多問同學幾次就好了！」但現在回想起來，我並沒有真正理解那些觀念，只是每個單元都寫了超過三本參考書加上兩本測驗卷，各種題型幾乎是「背下來了」。當時還沾沾自喜地告訴自己：「沒錯，努力是有用的，我笨沒關係，我願意吃苦，願意努力！」

沒錯個屁！

「我就是笨，所以怎麼努力都沒辦法及格，所以再怎麼付出都沒辦法逃離倒數前幾名。」高中的時候，為了挽救常在及格線上苦苦掙扎的月考成績，我找了很多課外讀物來看，包括圖文並茂的科普書、東大生的筆記術、時間管理方法、提升做事效率、提高睡眠品質……各種書籍都一一翻閱。

但什麼都沒改變，我還是一樣無法理解老師在說什麼，回家作業不曾準時完成，就連音樂、資訊等藝能科的課程也讓我倍感壓力。

高中的時候，我常哭著問自己：「妳什麼都犧牲了，再也沒有東西可以拿去交換成績了，這樣一無是處的妳，未來該怎麼活下去？」

智商到底是什麼

我開始思考：智商（Intelligence quotient，簡稱 IQ）到底是什麼？

當年測驗報告書上寫的「正常人的一百分，及我低於平均值的九十分」，代表的是什麼意義？這些數字之間的差距，究竟表示了「多大程度」的差異？

這份智力測驗是誰訂的？為什麼他說的話、他訂的標準，就是絕對正確？

智力成績到底是什麼？智力是一個由科學家「推測出來的概念」，還是真的大腦裡有一群細胞主管智商，可以由機器測量出來？

智力代表什麼？聰明程度嗎？考試成績很好？煮飯很好吃？籃球打得很好？很會做生意？所謂的「聰明」又是什麼？

智商高低到底能預測什麼？能否考上好大學？能否找到摯友？工作順利？婚姻幸福美滿？

智力是生下來就被確定，終生沒有機會再變動的東西嗎？

我有好多疑問在心頭打轉。

為了找尋「智力」究竟是什麼，想確認自己會不會因為智商比常人低，而一輩子失敗，也成為我努力考上心理系的動機之一。因為，這個問題一天沒有得到答案，我就一天不能解脫。

智力的定義源自不同的理論觀點。也就是說，智力是由心理學家透過測驗、實驗、統計等各種方法，推論出的「某個概念」，而這個概念應該能「有效代表聰明程度」。但是，聰明的定義，在不同心理學家眼中，卻有不同解釋。

舉個例子來說，Charles Spearman 認為「每個人都有高低不等的一般智力因素，稱為g」，g因素的高低會使人表現出聰慧或愚笨，並且是決定智力測驗表現的主要因素。

然而，Howard Gardner 卻提出多元智力論（Gardner's theory of multiple intelligences），主張有七種彼此獨立的智力：語言、音樂、邏輯／數學、空間、身體／動作、內省及人際智力，他認為智力是「在特定文化環境或社群中，解決問題或創造成果的能力」，每個人都擁有所有的智力，但智力組合的不同，讓每個人呈現出不同的樣貌。

觀察你身邊的朋友，是不是有那種超會應付各種考試，卻老是搞不清洗衣機怎麼用的人？依據 Gardner 的說法，智力其實有很多面向，每個人的特質（智力組合）不同，所以專長跟短處會不同，不能用單一標準去評斷所有人。另外，只要找到自己的天賦，就有機會有所成就。但是學校的教育偏重語言與數學等學科，忽略了其他種類的智能，這些毋須考試或沒被強調的智能，不代表不重要，只是長處在這些方面的人，需要花更多力氣去探索自我、肯定自己。

了解 Gardner 的多元智力論後，讓我鬆了一口氣：就算學校成績差，不代表我是個「廢人」，我或許也有優於他人的部分，只是需要花一些時間去找出來，就有機會發揮所長，從中獲取成就感。

智商是會變動的

另外心理學家 Ceci 在生物生態理論（Ceci's bioecological theory）則提出「多元認知潛能」，這些多元智能或智力具有生物基礎，會限制心智歷程。然而，它們也受到環境或脈絡當中的挑戰或機會塑造。

根據 Ceci 提出的想法，意思是，智力高低確實會受到基因影響，有些人出生就是比較聰明，有些人比較駑鈍，但不要因為這樣就放棄自己，智能不是終身不變的！或許，我們無法成為像愛因斯坦那樣智商極高的人，但我們至少可以透過努力而更接近理想中的自我。而那些智商超群的偉人，他們總有異於常人、改善社會的重大使命，但平凡的我們，也能找到屬於自己的幸福。看完這個理論，我又鬆了一口氣：雖然我天生確實智商比較低，學習的進度也比別人慢，但我仍舊會進步的，不要放棄自己！

另外，世界上第一份智力測驗是由心理學家 Alfred Binet 與 Théodore Simon 所共同發展，一開始是接受法國教育局委託，希望能找出智能不足的學童，給予補強教育。他們基於「心智年齡會隨年紀增長」而推論出「好的題目應該是，年幼的孩童答對的人數越少，年長的小孩答對人數越多」，於是設計了一系列難度不等的題目給不同年齡層的人作答，依據通過的題數來判斷誰比較聰明。

而智力商數（IQ）是由德國心理學家 W. Stern 所提出，其最初的定義是心智年齡（MA）與生理年齡（CA）的比值，再乘以一百。但這樣的計算方式會有個很大的問題：從幼童發展到成人階段，智能是快速提升的，成年之後，智能的成長逐漸趨於平緩，但是，在分母的生理年齡卻每年都持續增加。換句話說，過了一定年紀後，位於分子的心智年齡不太有變化，但分母的生理年齡卻不斷攀升，這樣不就越老越笨？很不合理吧！所以，現代的智力測驗是將個人分數與常模（年齡、文化背景、性別……等背景相似的人的分數）做對照，已經不再根據上述公式計算智商，僅僅沿用 IQ 來表示。

智商不代表一切

而經過心理學家們長期的努力與修正，產出了現在最常用的魏氏智力量表與史比量表，兩者都有不錯的信度與效度。

這裡，我簡單介紹一下信度與效度是什麼：

信度是指這份測驗分數的可信賴程度，也是測驗內部一致性的程度，誤差程度越小，代表信度越好。舉個例子，假設你今天要量體重，體重機顯示六十公斤，過了一小時再量，還是六十公斤，再過一小時又量一次，還是六十公斤，在你的體重本質上沒有變化的前提下，體重機能每一次都顯示出相同的數字，表示它有良好的「再測信度（test-retest reliability）」。換言之，若你每隔一個小時量，體重顯示都不同，例如六十公斤、六十五公斤、五十五公斤，那麼這個體重機的誤差太大，它的信度太差。而智力測驗也是一樣，如果它的信度不高，每次測出來的智商都不同，怎麼能相信它的分數是有意義的？

所以說，有時候考試成績不理想也不要太難過，別急著罵自己笨，因為這份考卷的信度可能不夠好，所以無法真實反映你的實力。但若每一次都考差了，就要稍微檢討一下是不是學習方法出問題，或是太懈怠嘍！

而效度是指，測驗到底測到多少它想知道的特質。一樣舉個例子，如果今天你想要知道你的「體重」，於是站到一台號稱可以告訴你體重的機器上，但上面的數據卻顯示「一百六十八公分」，它測到的是身高而不是體重，也就是說，它沒有給你它聲稱的答案（體重），表示它效度不好。而智力測驗也是一樣，它可能編列了一堆有的沒的題目，但若這些題目不能「有效預測」你的智力，那它就沒有足夠的效度。

換個例子來說，如果學校老師不小心出錯月考範圍，導致你成績很差，不要太沮喪，因為你表現不佳是正常的，是這份測驗的效度不好！假設它原本要檢驗的是學生學習「三角函數」的能力，卻考了「機率與統計」，那怎麼可能獲得「三角函數」學習成果的正確分數呢？

其實，從上面的解釋可以得知：用來測量智商的測驗，甚至定義智力的理論，都只是心理學家「推論」出來的而已，並不是「絕對正確」的東西。但即便如此，不代表這些測驗沒有價值。這些理論與測驗都是經過無數的實驗修正而得到「相對正確、堪用」的結果，也確實透過這些東西改善了人類的社會制度與生活，但每一件事都有正反兩面，有利益也會有損害。心理測驗最初是為了篩選出智能發展較差的孩童，給予額外協助的善念，但同時這樣的考試制度，卻也幫人們貼上標籤——誰比較聰明、誰比較笨，而這些標籤卻會傷害到測驗上看似不夠聰明的人，而否定他們的價值。

如同 Gardner 所言，人的智能有多種，而許多種類的智能是無法用現有的測驗測量出來的，但這些東西——像是情緒智商（EQ）卻會影響我們的人生成就。所以，智商低、學校成績差，都不代表人生注定失敗。了解這些以後，我們應該要去探索自己的天賦，並且加以努力，而不是執著在智商多少分上面。

Chapter 3

沒有盡頭的輪迴

我以為能承受被討厭的衝擊，
但我錯了，那些攻擊太過強烈，
我太高估自己了，
馬上陷入難以調適的低潮。

壓力悶燒的結果

學期進入尾聲，期末考開始對女孩進行無情的轟炸，這學期她修了三十學分，除了給分硬得要命的西班牙文、報導文學還沒開始讀，舞台設計的3D建模也還沒做，壓力上升如沸騰的燒水壺尖聲狂叫，她拿起明天截止的歐洲文化史的磚頭書往自己頭上重重一砸，雙肩一垮，不知道如何是好。除此之外，還有厚厚一疊社團評鑑資料還沒有做……

在宿舍夜深人靜的時候，她拎起外套跟房卡往宿舍旁的師大夜市走去，買了三人份的師園鹽酥雞、北港珍珠豆花、蜜汁燒烤、火腿玉米蛋餅捲、大阪章魚小丸子帶回宿舍，一瞬間食物就佔據她全部的書桌。雖然她一點都不餓，但還是一口接一口把食物往嘴裡塞，直到腸胃絞痛、開始作嘔，而桌上還有三分之二的食物沒有動過……

事實上，女孩可能罹患了神經性暴食症（Bulimia Nervosa），症狀會被壓力及負向情緒促發，患者會一直吃，直至飽到非常不舒服為止。「暴食」常是祕密進行，加上患者會有補償行為（催吐、禁食、過度運動）來控制體重，BMI值通常都在正常水準，一般人是無法輕易從外觀判斷神經性暴食症的患者。

••••••

文中的女孩即是我大二生活的寫照，當壓力巨大到無法承受時，便開始無法克制的「暴食」。每次出門邁向夜市、掏錢買消夜的時候，我都知道自己快要窮困潦倒，並且肚子即將長出一團坐下就會彈出的氣墊，還是會進兩步退一步的把食物買回來。明明了解自己的行為不妥當，但當下真的無助感強烈到哭也不是，死也不是，只好拚了命狂吃。

雖然跟同學一起吃飯都點正常分量，而且一天到晚還嚷嚷著「我在減肥」，但每次想到若哪天有人問起「妳怎麼減了這麼久都沒瘦」，我一定尷尬到想把自己埋進鴕鳥洞裡。因為每次單獨吃飯時我就會加飯、加麵，半夜吃一牛車的消夜，趁室友不在的空堂狂吃零食，所以除了我之外，沒有人知道我究竟吃了多少東西。不過我沒有典型的暴食後催吐狀況，反倒以大量的運動，以除去變胖的焦慮感，最高紀錄同時間參加籃球隊、排球隊、羽球隊跟啦啦隊，午休還去游泳，每天累到肌肉痠痛，全身癱軟。

我一直不知道自己怎麼了，頂多是擁有一個很羞恥的祕密（表面上說減肥，實際上大吃大喝），直到接觸到變態心理學才知道自己可能患了神經性暴食症。在《精神疾病診斷與統計手冊》第五版中指出其有兩項特徵：一、短時間內（例如兩小時）吃下大量食物，且超過一般正常人的食量；二、吃完東西之後產生強烈、且無法控制想減重的欲望。「暴食」及「補償行為」需同時具備，且一周至少一次，維持三個月以上。

神經性暴食症通常首發於青少年晚期或成年初期，90% 的案例為女性，女性之中盛行率約 1～2%。而我就如同研究中所述，在成年初期的大二生活出現第一次暴食的情況。

後來症狀沒那麼頻繁出現，也就不去留意。直到大三那年因為專題研究、實習活動及工讀同時佔據生活，無法控制的暴食症狀又出現，但由於壓力源無法立即消除，便請了下午的假去身心科掛號。醫生說：「我只能開藥幫助妳減少食欲，但好好安排生活才是解決之道，妳不要老是急著學東西，把行程排得這麼滿，最後受苦的還是妳自己。」

不過我自己覺得減少食欲的藥物沒什麼效果，因為想要吃東西，是為了轉移注意力，把壓力釋放掉。雖然吃藥之後變得感覺不到肚子餓，整個人懶懶散散的，卻還是習慣性地想把東西往嘴巴塞。

從體驗到神經性暴食症對健康的衝擊之後，我開始檢視自己過往的生活——

貪小便宜想要繳同等的學雜費修到最多學分，有空閒時間就兼職賺錢。太過求好心切的性格，以及總是繁忙的生活步調，讓我壓力指數破表，健康也出現紅字。是時候該改變了，再怎麼努力也不能把肉做的身體當成鐵打的機器操。

其實，我們都被「積極向上」的精神害慘了，以為少睡一點、做事有效率一點，抓取機會、承擔責任，想讓自己成長快一點、錢賺多一點，卻不小心把身體搞糟了。但事實上，真的老話一句：「留得青山在，不怕沒柴燒」，健康沒了什麼事都做不了，休養反倒耗費更多時日。再想賺錢，也不要賺醫藥費。

此外，很多精神疾患的症狀看起來「不那麼心理」（個性乖戾、悲傷……之類），而是反應在身體上，甚至神經性暴食症這樣的疾病，頂多讓人覺得自己最近變得貪吃而已，還不會聯想到「生病了」。曾經聽聞朋友的親戚出現胸悶、失眠、頭痛等症狀，看了心臟科、胸腔科、腦血管科、神經科都還查不出病因，最後才被建議轉介身心科，而診斷出憂鬱症。

所以，有機會多了解一些精神疾患的病徵及誘發原因（壓力、遺傳……等），都能幫助我們更了解精神病患，讓病患能增加對它的掌控力。使我們在自己或家人生病時能夠察覺，以便及時就醫，並且藉此好好安排生活，減少誘發疾病的因子。

TAKE HOME MESSAGES

筆·記·提·要

- 暴食症會在短時間內吃下大量的食物，並且有催吐、過度運動等避免變胖的補償行為。
- 暴食症患者不一定會 BMI 超標。
- 暴食症由壓力與負向情緒觸發（也就是憂鬱症發生時，可能併發產生暴食症）。
- 了解心理疾病，提升病識感，能幫助我們察覺自己及朋友的身心狀況。

被討厭了，勇氣幫不了我

剛開學，一大群大學生走在熙來攘往的師大夜市，前往家聚的餐廳。

「妳覺得閔筑這個人怎麼樣？」一個參加很多系上活動的大三學姊小咪問。

「我覺得她人很好啊！」剛入學的大一學妹想都沒想便脫口而出。

「那我奉勸妳改掉這個印象。」小咪學姊態度強硬，咬牙切齒的說。

這段對話，是發生在我剛升上大二，開學前一周。那時新生會提早一星期入住宿舍，系上以「家族制」將同屆三個人分成一家，學長姊為了要照顧學弟妹，開學前會有一次「家聚」聚餐，解答新生的疑惑。那天晚上，跟我同班的好友戴戴一臉擔憂地走進我的房間：「剛剛家聚的時候，聽到小咪跟大一學妹講妳的壞話，聽了不要太難過喔！」

事情是這樣的，這屆新生在開學前就必須選好課，系學會及校友會都還來不及教他們怎麼選課，加上我自己入學時摸索選課系統良久，所以能深刻體會到他們可能產生的焦慮，而且我本身就是個雞婆的人，便想盡點「學姊的責任」來幫助新生。於是透過臉書先認識他們，並解答新生對選課及大學生活的疑惑。另外，我自己是從南部到台北念書的學生，當時有系上住宿的學長姊帶我們四處走走認識校園周邊，於是當我成了大二學姊，也自願的找同樣住宿的同學，陪學弟妹們去逛師大夜市、溫州街，跟他們說哪裡可以買文具，菜市場在哪裡。

這便是為什麼學妹會覺得我人很好的原因。

我做這些事，並不是為了冀望感謝或是回報。只是習慣去幫助別人，害怕別人承受跟我一樣的困擾而已。

也許小咪學姊可以討厭我，但不應該去逼迫學弟妹一起討厭我吧？應該讓學弟妹自己來認識我，判斷我這個人適不適合來往，不是嗎？

我當時非常害怕。因為高中的時候，很多人並沒有真正與我相處過，就聽信謠言開始討厭我，甚至幫忙欺負我。我很惶恐，好不容易才擺脫高中的生活圈來到大學，該不會又重蹈覆轍了吧？

小咪學姊會討厭我，是因為籌備宿營。

我們的宿營是大三主辦，大二幫忙，辦給大一參加的迎新活動。

我讀的系人很少，一屆只有三十人左右，人力相當短缺，因此辦活動非常辛苦。當時我很忙碌，大二雙主修又是校友會幹部，假日還要打工，因此不想參加系上宿營的籌備。但因為人力太短缺了，學長姊又常常來拜託，我很不會拒絕人，便還是參加美宣股幫忙做道具。選這個部門的原因是，可以在開學前把東西處理完，不用像活動股、器材股還要忙東忙西。另外，學長姊們想提供更好的活動環境，便選了一個較遠的地方，參加的工人費*比往年提高不少，又因為換場地，到活動開始前不久才公告確實的費用。

我自認為是被強迫參加的，本來盤算幫忙剪剪紙、做名牌就好，活動當天不要參加，省時間又省錢，加上當時聽聞同班的一位男生只事前幫忙工作，活動期不會參與，也不用交宿營費，我便以為這是可行的，打算效法之（但後來才知道，該名男同學在答應幫忙宿營時，便事先告知活動當天不參加）。當時真的覺得，一千六實在太貴，加上我本來就是被迫參加的，自認為幫忙出力做道具已是仁至義盡，不想再花錢。便跟學長姊說，我當天不想參加，不想繳錢。

豈料，大三的宿營總召卻告訴我：「這次費用已經很高了，如果妳不繳錢，妳的那一千六得攤下去所有人負擔，那麼大家的費用會更高。就算妳不參加活動，還是要繳錢！」

我當下不敢置信，就算今年的活動還沒開始籌備，不知道確切花費會提高多少，也應能參考上一屆的財務報表做估算，讓參與者心裡有個底？

正如買東西前都會先知道價格，再決定是否購買，那為什麼得知費用後，發現花費超過經濟負擔的學生，沒有退出的權力？

＊註：籌備宿營活動的工作人員也需要繳交「工人費」，與參與活動的學弟妹一同分擔活動成本。因此，工人們通常是勞心勞力又傷荷包。擔任工人的目的通常是為了認識學弟妹、聯繫同學間的情誼，與培養籌備活動的能力。

我當時義憤填膺，覺得這件事不只是我個人的權益受損，而是整個體制有問題。於是我去請教系辦助教，他說：「確實沒有法律可以強迫妳繳錢，但妳確定要這麼做嗎？可能會跟大家關係弄得很僵喔！」我當時打工累得半死，覺得每一分錢都很重要，真的沒辦法花錢參加一個沒興趣的活動。而且，我的正義感告訴我，當體制不合理時，應該去改變，而不是獨善其身的忍受而已。

我以為能承受被討厭的衝擊，但我錯了，那些攻擊太過強烈，我太高估自己了，馬上陷入難以調適的低潮。

某一天的必修課下課，大三宿營總召跟幹部到我的教室堵我，一群人圍住我的書桌，發出碰的巨響，我的木頭桌子整個被掀了過去。

「妳很跩齁！以為自己很厲害嘛！」長髮的籃球隊學姊憤怒地說出這句話。到現在，我對這個畫面還心有餘悸。

我很跩？從來不知道這個名詞跟自己有關聯。我試圖解釋所作所為的原因，但都是徒勞無功，他們向外宣稱，我是個差勁到了極點的人。

我的眼神在教室內搜索，旁邊站著縮到角落的同班同學，每個都靜默無語。

那天之前，很多人告訴我，他們也不想參加宿營，他們也不想繳這筆錢，會支持我。但這天之後，所有人都乖乖繳錢了。我問他們為什麼臨陣倒戈？同學只說：「抱歉，我不想惹事。」

背叛，原來是這種感覺。

我大概是個惡法非法論者吧，秉持著這件事情不對，就該付諸行動的抵抗，但沒有人支持我，而且，我的內心並不堅強，一被攻擊就開始懷疑自己。「據理力爭」錯了嗎？我一直相信的價值觀錯了嗎？我哭著問電話另一頭的父親。

父親卻回答：「與人相處本來就是困難的事，有時候花錢消災，以和為貴，這次妳還是繳錢吧！」

但是，我不想要退讓。為什麼，為什麼，每次大家都要我包容退讓……那誰替我想過？

我的價值觀體系，就像 921 地震轟然倒下、粉碎一地的殘骸。喪失判斷能力，對任何抉擇無法下決定。因為我不知道，什麼是對的，該相信什麼？那些從小學習的俗諺，那些老師曾經教過的人生道理，那些父母曾再三囑咐的事情，到底哪些是對的？哪些可以用？我真的不知道。

「怎麼辦？全世界都討厭我，我該怎麼活下去？」這樣的想法不斷盤據在腦袋，久久無法散去。

這些年，我還是一直檢討自己，在這件事中我到底做錯什麼，該改進什麼？哪些部分，是別人需要負責的缺失？

也許，我真的態度比較強硬，溝通技巧不好，是我需要檢討跟繼續學習的地方。當時學長姊們辦活動壓力也很大，我這個程咬金破壞他們的規劃，會生氣也情有可原。但即便如此，毀謗他人、翻桌謾罵都是情緒控管不佳的表現。

好長一段時間，我試圖把自己變得很透明，彷彿不存在似的隱沒在人群裡。選擇關閉感官，不去感受社會發生的大小事，因為一旦發現，雞婆的個性就會驅使我做點什麼去改善，但我不確定這次我會不會又搞砸，會不會又弄到自己傷痕累累。

後來，有個社團老師告訴我：「當妳的影響力越大，喜歡妳的人會越多，討厭妳的人也會越多。妳不能被崇拜迷惑，也不能因為被討厭而喪失信心。」

每次我害怕自己做的決定會被討厭的時候，就會把社團老師告訴我的這段話朗讀一次，告訴自己「勇敢一點」，做自己覺得對的事，問心無愧就好。就像《麻醉風暴2》中杜總編把記者之筆傳承給沈柔伊時所說的那句話一樣：「只有堅持走對的路，別人才會看得起你。」

TAKE HOME MESSAGES

筆·記·提·要

- 不論誰對誰錯，溝通技巧跟情緒控管能力都很重要。
- 不論你做得再好，還是會有人討厭你。
- 不要因為害怕受傷而放棄改變或者挑戰權威，重要的是，要學會在心靈受傷之後自我修復。

2013.09.13(五)

今天真的發生太多事，整天只能哭哭哭。張閔笛跟●●●●槓上了，被討厭了！被五個學長姊包夾罵，忍著什麼都不說，其實很想哭。●●●還跟學弟妹說：「妳對閔笛的好印象最好改掉！」天啊！他又帶ㄌ拉啦，掌握一堆學弟妹，我該怎麼辦？

2013.9.13

大二剛開學，因為籌備宿營和學長姊產生衝突，原以為自己可以承受被討厭的情況，進而奮力抵抗自認為不合理的制度，卻在事後被討厭及謠言傳播的壓力下，再次情緒潰堤與價值觀崩塌，不知道該以什麼標準處事、該怎麼繼續大學生活。

不如就這樣消失

冷冽的天氣攪和著闇夜的詭譎讓人渾身不自在，使我更難以專注在課堂上。從教室的窗戶走神出去，水源快速道路上的車潮不斷，彷彿可以聽見車陣裡喧囂的聲響。我心不在焉地翻著綠皮微生物課本，腿弓起來讓腳掌被安置在椅子的橫桿上，不時發出叩叩叩的低鳴。

終於下課了。

和同學搭同一班電梯下樓，誰都沒有說話，彷彿這是穿越地心的機器，乘坐時必須屏息以待，越接近終點氣氛越凝重，開門的瞬間才解除警戒。

潮濕的空氣裡伴隨著青草味道，在研究大樓門口，同學們一個個撐起五顏六色的傘，邊聊著晚餐要吃些什麼，一齊走往校門口搭車了。

我忘了帶傘，一個人佇立在門口良久，不想和同學搭同一班車回去。這學期開始，我在系上幾乎是被孤立的。看著大家成群結隊，自己又被團體驅逐，就像以前經常發生的事情一樣，已經習慣了，但我還是必須竭盡所能地關閉感受的開關，不讓痛苦的感覺再干擾我。

國高中的時候太過內向安靜，沒有朋友；大學努力讓自己看起來外向活潑，最後還是失去所有朋友。我迷糊了，不知道到底哪些變因在操弄友誼這件事。或是乾脆相信，我的命格就是如此，注定孤獨一生。

雨看似沒有要停的跡象，我拉起外套的帽子開始奔跑，雨水浸濕了襪子，衣服也黏膩的緊貼在胸口，穿過汀州路、公館商圈、台電大樓、溫州街、泰順街、師大夜市，擠過壅塞人潮，從後門回到宿舍。忘了買晚餐，最後什麼也沒吃。

寢室已經熄燈，為了不吵到室友，我走到房間外面試圖找一個能講電話的地方。但深夜十一點鐘，宿舍的走廊仍燈火通明，滿是活動剛結束回到宿舍的女孩，環抱著臉盆、盥洗用具，走往公共澡堂。

四處都是人。

最後，我只好蹲在房間對面的牆壁前，兩者之間僅有一米半的距離。我努力將自己縮到最小，不要打擾到任何人。

電話撥通以後，我就開始啜泣，悲傷的情緒蜂擁而至，梗在喉嚨，堵在鼻腔，淚水如豆大的珍珠滴落在黑綠色的花崗岩地板上。

「我想休學，我不想再待在這裡了。我真的沒辦法……」

「妳不能堅持一下嗎？再兩個月學期就結束了。」父親說。

「不，我真的不行，我撐不下去了。就算七月轉學考沒有考上，我也不會再回來這裡了，絕對不要……」由於哭泣的緣故，讓我的聲音變得很模糊。

我不想再跟父親爭辯，真的太痛苦，師大的每一處場景，每一對瞳孔，都讓我惴惴不安。然而，滿二十歲的好處是，簽休學申請書不需要家長同意。

一個身著黑色細肩帶背心的女孩走到我旁邊蹲下，什麼話也沒說，往我手裡塞了一把衛生紙，臉上擠了一抹微笑，就轉身往她自己的房間去了。看著手上那團白色衛生紙，二十年來，這好像是我第一次感受到「純粹的善意」——沒有目的，亦非悲憫，只是真誠的同理而已。她加快腳步走進房間，彷彿體諒我被她瞧見狼狽樣貌的尷尬。

電話另一頭沉默許久：「那妳先回家休息吧，我們再討論之後怎麼辦。」

⋯⋯

曾經有老師說，如果有學生吵著要休學，就讓他去跑一次，因為繁瑣的程序會讓一半以上的學生打退堂鼓。但我是鐵了心要離開。休學程序有層層關卡，需要每一個處室蓋章，彷彿逼著你就算要離開也得好好道別。

站在圖書館櫃台前還清六十本藏書，館員在休學申請書上蓋下一個核准章，從此之後，學生證再也不能讓我進來這一年多的庇護所。曾經從這裡得到兩張借閱王獎狀，一大包聖誕節禮物，還有讓我逃避痛苦的各種文學、心理學書籍，都將與未來斷開聯繫。如果說，學生證就像一隻生命力越弱、色彩就越透明的精靈，我手上這張學生證，已經看不見臉的那部分了。

接著，依約定時間走進導師辦公室，什麼也沒多說便遞出休學申請書，老師若有所思：「妳不再多考慮一下嗎？」

「對不起，我行李都寄回高雄了，這周末就要走了，請老師一定要幫我簽章，這兩天我得跑完程序。」

老師像是被我的先斬後奏嚇到，沒有再多說什麼，只是悠悠的道出最後一句：「真可惜，雖然是妳的導師，但還沒正式教過妳呢！」（導師的課難度很高，只開在大三、大四，而我當時大二而已。）

接著，最後一關，系主任晤談。她擺出和當初入學面試時一樣的和藹笑臉，跟我說：「我當初大學的時候都在談戀愛啊，哪知道之後要做什麼，現在也變成系主任了。記得喔，糊里糊塗地做，迎向清清楚楚的未來。」她拍拍自己的大腿：「不要把自己逼太緊，像我已經五十幾歲了，就要接受自己胖胖的身材，不要一直跟年輕妹妹比，不然會很痛苦。妳啊，要對自己寬容一點。」

我寫了 e-mail 給每個跟我報告同組的同學，還有這學期修課的老師，跟他們道歉，說我要休學了。我真的很愧疚，造成他們的困擾。其餘的，我沒有再跟任何人道別，只是默默地收拾好行李。在大家繼續搭乘往人生下個階段邁進的列車高速奔馳時，我悄悄的下了車，頭也不回的走了。即便我不知道未來在哪裡，就像身陷廣袤的沙漠之中毫無方向，我還是得繼續前進。

以後，我得忘記這個地方。

教務處在我的學生證蓋下四個學期休學章的隔天，我就收到宿委會通知，e-mail 裡引用了諸多繁瑣難懂的條文。但簡而言之，「妳已經喪失本校學生資格，請於一周內清空宿舍。」儘管我已經繳完整學期的住宿費，我仍得毫無尊嚴地被驅趕離開。突然驚覺，這世界上不近人情的事情，還真是不少。

手上的師大學生證已經透明得幾乎看不見了。

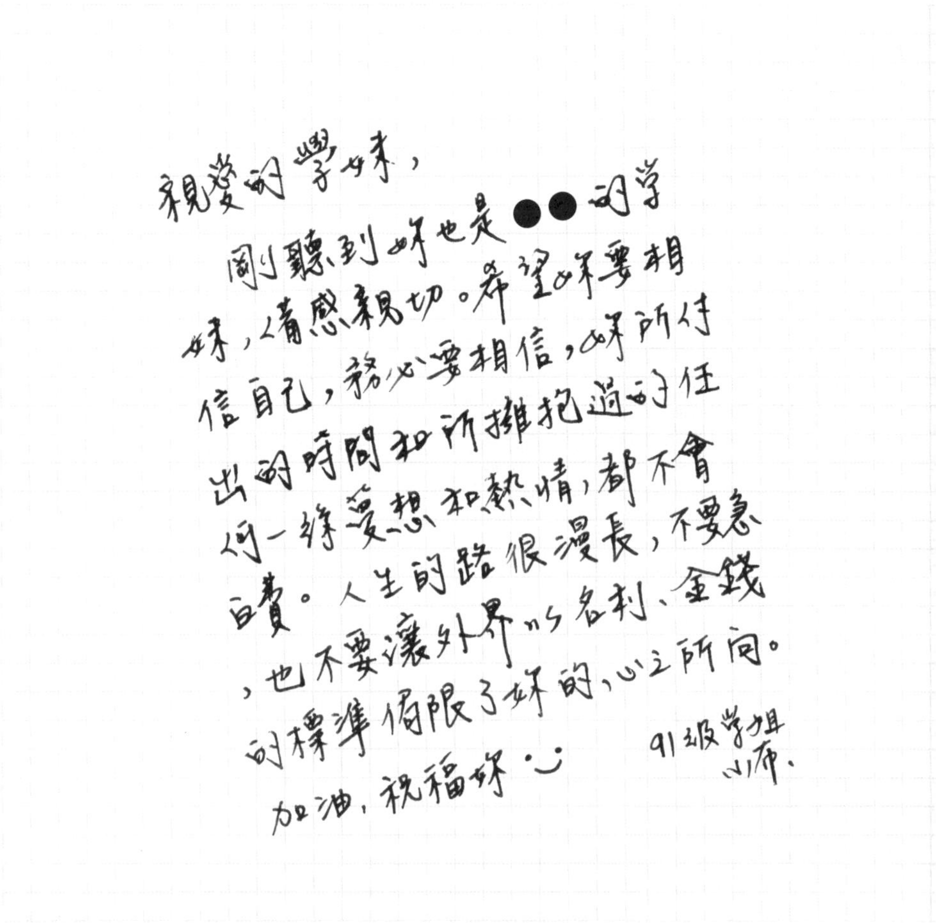

親愛的學妹，

剛聽到妳也是[redacted]的學妹，倍感親切。希望妳要相信自己，務必要相信，妳所付出的時間和所擁抱過的任何一條夢想和熱情，都不會白費。人生的路很漫長，不要急，也不要讓外界的名利、金錢的標準侷限了妳的心之所向。

加油，祝福妳 :)

91級學姐
心怖.

2014.5.1.

大二下學期，處理休學程序時，系主任的助理正好是我那間高中的學姐，寫了一張鼓勵小卡給我。

這一次，試著拯救自己

如同「自序」所述，我希望透過心理學來了解自己的狀況，調適生活，於是在升大三的暑假報考了轉學考（也算是鼓起勇氣面對自己的人生難題吧！）。

轉學考是什麼？就制度上概略來談，讀完大學一年級整學年，或者五專畢業，就有資格報考，通過後轉到其他大學。但實際上，它是個極度變態、高壓的考試，尤其你要考的是心理系轉學考的話，那更慘。為什麼這麼說？

轉學考是獨立招考，即便相同科系，不同大學的考試科目、形式都不同（比如共同科目國文，台大只考作文，中正出現唐詩填空），而且每一間大學是分開繳費的，因此不只考科準備上壓力巨大，經濟上也相當負擔。另外，考試通常集中在同一星期內，我就曾在考場看到有個男生提了一個超大的行李箱，大概是去美國旅行才會用到的尺寸，裡面大部分都裝課本、習題，他考七間學校，剛好環台一圈。因此在轉學考考場的學生，通常都面容憔悴。

那為什麼心理系更難考？就我自己一〇三年度考成大心理系來說，一百四十三人報名，僅錄取三人，錄取率2.09%，而同校測量及空間資訊學系三十七人報名，錄取九人，錄取率34.32%。不只是成大，各大學的心理系錄取率都很低。如果你對2.09%這個數字還沒有感覺的話，那我再舉個例子，大家都知道公職很難考吧？甚至還有人考了十幾年還在努力，公職的錄取率落在7%～9%，而心理系竟然只有2.09%！那這下你知道心理系有多難進了吧？（呵呵）

這絕對不是要炫耀考上的我好棒棒，而是，這個過程真的壓力很大！而且，復原的路很漫長，生活中還是有大大小小的鳥事需要克服。

不只是心理系錄取率低到讓我挫折，更大的壓力還有幾個：心理系上課幾乎都是原文書，考試也是英文出題，我對英文學習非常有挫折感，焦慮程度是看到英文字就會心跳加速，呼吸困難，像被獅子追殺一樣慌張。你一定覺得我在唬人，但我敢發誓，句句屬實。我高中時英文就沒有跟上進度了，進了師大以後，兩年期間根本沒看過什麼「原文書」，英文程度可見一斑了。

加上我原本並不是心輔系，所學和心理一點相關都沒有，大二的時候為逃避原科系之煩悶，課表幾乎都是表演藝術的課，每天都在接受寫劇本、練舞、演戲之類的訓練。轉學考時真正體會到隔行如隔山，即使我從高中就開始去圖書館找一堆和心理學有關的書來看，也非常確定自己有熱情學習心理學，還是找不到所謂「心理學的思維」。當時我讀了至少七本的普通心理學中文教科書，外加一本原文課本，以及一卡車的科普書，仍是不得其門而入。而且，剩下兩個月不到就要考試了，我的進度只有5%，怎麼辦？再加上當時我的心靈狀況非常糟糕，每天處在抑鬱狀態中，書一點都讀不進去。

2014.06.05（四）

寫考卷的時候我害怕自己寫不出來比真正寫不出來的還多，我是對自己極度沒自信，怕自己寫不出答案，而不是成績爛名次低。其他事情也是，我怕自己做不好就嚇壞了，根本沒辦法發揮實力。

人生常是不順遂的，但得跟自己加油打氣：只有自己最了解自己。考卷有幾題不會，猜對幾題都很正常，別人也會猜啊！我又沒做弊，考上了就是我應得的，不必愧疚或覺得自己準備不夠。只要盡力就好，一步一步來。

也許我自己的問題永遠無法解決——神經質的人格特性，但我想一直研究心理學，至少沉浸在這裡時我會覺得仍有一線希望，以不致於想自殺。

1、人格特質如何形成？基因or環境(which kind?)

2、人格形塑是否有敏感期？過了是否還能改變？方法？

2014.6.5

轉學考前一個月，我在日記上探討自己過往的狀態，同時鼓勵自己在看清現實的情況下，盡可能努力準備考試，並期待進入心理系後能找到對於自身困惑的解答。

休學回家之後，整整一個月都在睡覺跟看線上影集，書一點都沒讀。我是說真的，我每天看十集影集，接著寫感想，在日記裡跟自己對話，安撫自己受傷的感受。

我的家人無法同理我的狀態，這倒也不難理解，畢竟從外在行為看到的完全是逃避行為——書讀不完便想要休學，說是回家專心準備考試，卻每天睡覺、看電視，書一頁都沒翻。

從爸媽的角度很容易直接下定論：「妳根本沒決心要準備嘛！只是不負責任在逃避人生。」所以他們每次看到我在看電影，就會威脅我：「沒考上就去工作，不要在家當米蟲。我是不會出補習費讓妳重考的。」

其實我不是不負責任，我真的想好好念書，但又很害怕考試。從高中開始就這樣，那時候每一天會被要求寫十幾張小考考卷，每次連題目都看不懂，覺得自己好笨，寫一寫就哭了。

我真正開始讀書其實是六月，所以我才讀一個月就考上了？

很幸運是嗎？

也許是天公疼憨人，但自己的努力與家人的鼓勵也有影響。從六月開始，我每天五點起床，六點就坐在書桌前面開始讀書，到中午休息一小時包含吃飯及午睡，下午一點接著繼續讀書到晚上十點就寢，期間除了上廁所、洗澡，沒有離開座位過。

在桌前讀書時，我只做幾件事：寫考古題，用題目去找課本的對應位置，每一份題目檢討三次。最後把課本理論整理成心智圖表，並把考試出現但課本沒有的東西補充在最接近的位置。因為一直書寫，我大概一周用掉三支黑色的0.38水性原子筆。那一個月，大概是我人生中最專注的時候，也是我第一次真的感受到心流（flow）的力量——當人非常專注時，做事會很有效率，並感覺時光流逝迅速。

我知道你這時候又會覺得我在唬爛，怎麼上個月這麼頹廢沮喪，這個月變得如此積極？

事實上，我還是很崩潰焦慮，突然轉性的不是我，是我的父母。我說，我高中三年都倒數前幾名，怎麼可能考得上轉學考？父親這時候沒有繼續打擊我的自尊，反而說：「面對挑戰時，更要鼓勵自己，而不是自己把敵人想得多麼強大，自己嚇自己。轉學考雖然很多人報名，但很多人是去當砲灰的啦！妳專心做好妳的那部份就好，其他人妳也改變不了什麼啊！」接著母親每天起床都握著我的手告訴我：「閔筑很棒，妳很認真，老天爺一定會看到的喔！媽媽幫妳加油打氣！妳只要相信自己，到時候就會考上了！」

不知道爸媽是不是偷偷學了自我應驗預言理論＊？企圖改變我的自卑……

我到現在還是沒真正弄明白，我爸媽當時受到什麼啟發，突然變得「怪怪的」。而且我一直處於心情低落、沒自信加上習得無助的狀態，實在很難接受「努力就會考上」、「相信自己就有用」這種論調，我已經太久不知道什麼叫作「成功」、「成就感」，甚至「達到及格」。但也沒什麼辦法，反正剩一個月了，也沒其他事情可做，只好死馬當活馬醫，讀便是了。

結果就是，我考上了，正取第三名。

＊註：自我應驗預言（self-fulfilling prophecy）是指人們事前主觀的想法，無論正確與否，都會影響到人們的行為，導致這個先入為主的假設最後成真。

心理學教會我的事 3

如何幫自己減壓

一個人在同一時間內所面臨的壓力源越多越強，則其所發生心理、生理疾病的機率就越高。

雖然日常生活中大家常提到「我壓力好大」，但在不了解壓力的運作機制下，人們很常給自己增添過多的壓力卻不自知，甚至身體發生警訊了，還沒有察覺已經過度勞累、壓力過大了。

壓力源往往來自四面八方，可能是自己的完美主義、高度責任感的性格，也可能來自於緊張的家庭關係、婚姻狀況，或是過度勞累的工作環境等等。但我們可以先練習了解自己的身心狀況，發現自己處於高度壓力的狀況時，在能力所及之下幫自己「減壓」。

舉我自己為例，我是個自我標準很高的人，經常對自己說的話是：「別人做得到，我一定也可以！」習慣性跟別人比較，而且我的較量不是停在抱怨而已，而是認定自己不夠好，做出一系列行動逼迫自己進步：像是別人一學期修三十學分還可以活蹦亂跳，我會認為自己修二十五學分太少了，所以也要跟進；別人下課都去打工，在大學就能經濟獨立，那我也必須去工作，對自己負責……

攬下新的任務或學習計畫的當下，只有想著「我要變得更厲害、我要進步、我要督促自己」而已，並沒有意識到自己即將承受難以負荷的壓力。

雖然古訓言「見賢思齊」，但僅僅比較他人外顯行為與最後的成就，便一味的逼迫自己要更努力，而沒有考慮對方在生理、經濟、成長背景等條件上與自身的差異，無法完成任務便感到萬分挫折，最後演變成不斷怪罪自己，內部歸因（Internal Attributions*）到自己不夠努力、不夠聰明……各種不理性的自我攻擊。就像你只能租套房，看到同學住帝寶，因而怪罪自己不夠努力才買不起豪宅，是不是有點太自虐？（一個人的現況跟成就，不僅僅是自己的聰明才智與努力造成的，還有外部因素，如家庭能提供的資源、社會的文化，甚至國家的政策所影響的。）

而不斷的自我攻擊後，容易造成憂鬱症復發，所以當我意識到不理性思考讓自己承受過大壓力，必須要回頭檢視目前的生活型態，做出改變。

然而，不論經過多少藥物或諮商治療的協助，**我們都需要學會「自己幫助自己」的能力**。

無盡傾斜的壓力

「不要在年輕的時候選擇安逸！」一位 HR 在學校的演講上，這樣勉勵我們。

我牢牢記住這句話了。

我開始更加病態的壓迫自己：少睡幾小時沒關係、少吃幾餐沒關係、忙碌一點沒關係、勞累一點沒關係，反正年輕嘛，總要多多磨練，吃苦當吃補。我總是不自覺地想要學習更多技能、成為更好的人，把照顧自己擺到最後的排序。這大概也跟我比較自卑，總是覺得「自己」最不重要有關吧！做任何事情，我總擔心別人受傷，覺得自己先犧牲一點沒關係。

為了解決畢業即失業的危機，我離開只要專心讀書就好的生活型態，在大三下學期同時參加校外的創業培訓課程（YEF）、新創公司的企業實習、籌備實習媒合的社團及兼顧學校課業，希望在畢業時能順利

＊註：內部歸因（Internal Attribution，亦稱 dispositional attribution）指個體將行為發生的原因解釋為自己的性格所造成的；外部歸因（External attributions，亦稱 Situational Attribution）指個體將行為發生的原因解釋為情境（環境）因素造成的。

何為社會比較？

人們透過文化、性別、內省、觀察自己的行為、了解自己的能力以及與他人比較等六種方法去建立自我概念（self-knowledge），去意識到自己是怎麼樣的一個人。

在這裡想要討論的是「與他人比較」這件事。一九五四年由心理學家Leon Festinger提出社會比較（Social Comparison Theory）這個概念，意指人們透過與他人比較而了解自己的能力與態度。

尤其當情境中沒有客觀的標準，或是個體極度不確定自己的狀態時，便會與他人比較。為了知道自己在社會中的相對位置，人們通常選擇條件與自己相近的人當作參考標準。舉例來說，下周體育課要考游泳一百公尺自由式，為了瞭解自己在這堂課中的進步程度，你會選擇跟你一樣都是第一次學游泳、有認真練習的同學作為參考標準，而非和那些只是考試求過或是國家級選手做比較。

但是當你想要知道自己未來可以精進的方向時，會找一個理想中的楷模做為比較對象，稱作「向上比較（Upward Social Comparison）」。舉例來說，你是個電影系的學生，會與同是台灣人並且相當成功的李安做比較，期許未來的自己也能有一番成就；若你想讓自己比較好受，不會老是因為覺得自己無能而感到焦慮，就需要找一個比自己還慘的對象做比較，稱作「向下比較（Downward Social Comparison）」。例如你覺得自己很窮、不能出國玩的時候，看看流離失所的敘利亞難民，就會覺得自己有家可以回、三餐可以溫飽其實還不錯。

這時候你可能會有疑問：「向下比較，不就是把自己的快樂建立在別人的痛苦上嗎？是不是不太好？」但其實，不論社會比較、向上比較或向下比較，都是人們自我調適的必要歷程。如果沒有社會比較就會舉足無措，無法建立自我價值；若無向上比較的能力，就會失去努力生活的動力；若不懂得適度的向下比較，就會因為覺得自己不夠好而困擾著。而憂鬱症患者有很高的比例都是自我要求過高、習於向上比較的人。

所以，當你覺得自己不夠好的時候，試著想想那些比你差的人，會發現自己其實沒那麼差。而且，向下比較是合理且健康的調適方法。

接軌社會、找到工作。於是開啟了每個周末都在不同縣市上課，處理事情，半夜需要跟組員線上開會，剩下非常瑣碎的時間，還要拿來完成課程作業，不太有時間正常吃飯，每天的睡眠時間也僅有三小時左右，這種生活過了長達半年。

這段時間，我過得非常痛苦，不只心理壓力大，身體也開始出現各種頭痛、胃痛、容易感冒、失眠等問題。進出醫院數次的我已經知道，自己在生病的邊緣，再這樣下去，我一定會死。我確確實實嗅到死亡的氣息，也許還沒等到憂鬱症復發，就已經過勞死了。但每個人都告訴我，再撐一下就過去了，這個過程本來就很辛苦，勞苦後才能收成豐沛的果實！

每件事情都非常重要，也都被老師或老闆賦予了「不能輕易退出，否則妳就是不負責任的人」的隱性威脅，我不知道該如何取捨。

我很恐慌，會不會被貼上不負責任的標籤，日後便無法順利找到工作？會不會老師因此對我印象很差，不願意幫我寫推薦信，便終身沒有機會讀研究所了呢？會不會組員都覺得我很雷，之後沒有人想跟我同組呢？

可是我不是這樣的人，我想把事情完成，也付出行動努力去做，但我真的太忙太累了，沒辦法順利在時間內達成目標。怎麼辦？

憂鬱症的負面思考特徵

憂鬱症患者容易有「過度類推」的思考型態，也就是會把負面的事件不斷地推演至其他情況，接著認定自己「未來沒救了」的想法。即使當下我並沒有嚴重到需要去就診，但還是保有這種思考模式。舉上面提到的例子來說，或許這次的課程沒有做好，老師確實會給我差評，但不代表未來在其他課程上沒有機會雪恥，但我還是會覺得自己沒救了。

停止自責尋找出路

為了上述的狀況，飽受自我譴責的痛苦一年多，直到最近才想通：事實上，我不是不負責任的人，只是太過好學而承攬太多業務，加上時間管理不當，不了解自己能承受多大的壓力，無法妥善評估在有限的時間內，自己能同時處理多少事情，導致事情無法順利完成罷了。

想通這一切，並不表示我可以一味地要求別人同理自己的處境、包容我，把自己的責任撇得一乾二淨，這樣是不正確的！但也不是放棄嘗試，避免錯誤。我需要做的是從經驗中去更了解自己的能力、生理及心理的狀態，以求之後安排生活時能更妥當，找到適當的平衡。並且在失敗、受傷之後，學習如何療傷、幫助自己走過難關。

但是，身為心理系的學生，我非常清楚壓力過大造成的後果，為什麼我還是會讓自己陷入這樣的局面呢？＊畢竟學習到實踐是有一段距離的！因此，我需要藉由一些「工具」來幫自己調整生活，找到最適合自己的平衡點。

管理自身壓力

接下來，我想跟大家分享兩個工具，分別是壓力曲線、評分量表。

首先，讓我們一起來了解「壓力曲線」這個概念，請大家跟我一起牢牢記住這個倒U字形：壓力太小或太大時，能力表現皆不佳，唯有適度的壓力表現最好。

＊註：「雖然在心理學的訓練過程中，我們學習了幫助自己及他人調適生活的技能，但不代表我們從今以後就變成遭遇挫折不會受到傷害、不會難過的無敵鐵金剛。放下心理人的標籤，我們仍舊是脆弱、有感情的普通人。」～引用自高醫心理系系友洪群甯

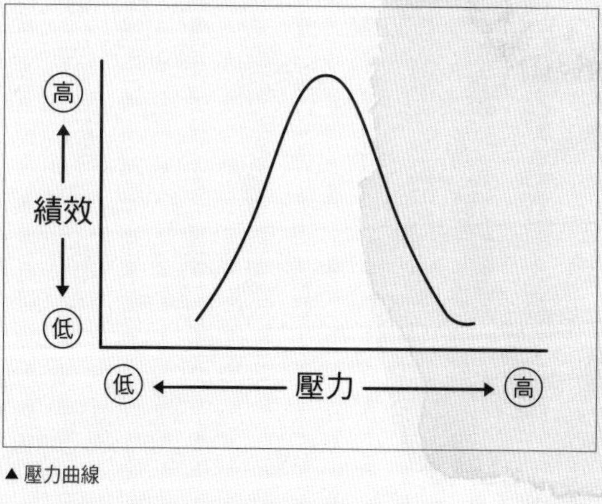

▲壓力曲線

在個體承受的壓力較小時，像大學生去寫小學生的習題，容易感到無聊、無法專注，表現能力會降低；但壓力太大，工作難以負荷時會產生焦慮、痛苦的感受，以至於任務無法順利完成。唯有適當的壓力能督促自己努力，雖然疲憊，卻也有獲得成就感的機會，才能發揮最佳的表現。

另外，心理學家將壓力分成三項歷程：壓力源（stressor）、壓力評估（stress appraisal）、壓力反應（stress response）。

壓力源是指造成壓力的事件，像是這個月的業績標準、下個月要繳的房貸、和朋友吵架不知道如何道歉……；壓力評估是指自認為該壓力源對自己的影響，每個人受到的影響程度不同。像是下個月要參加一個馬拉松比賽，訓練已久的人自認為可以妥善應付，因此壓力小；但一個毫無經驗、臨時被朋友拖去參加，卻又被賦予一定要拿回獎牌的人來說，可能自覺無法勝任而感到極大的壓力。而壓力反應是指人處於壓力事件下在生理跟心理所呈現的反應，像是失眠、焦慮、胃痛、拉肚子、免疫功能下降……

同樣的壓力事件，如期末考，對每個人的影響不同，天資聰穎的學生可能考試前一天還在玩電動，讀兩、三個小時就能輕鬆應付，但成績中段的學生可能要熬夜苦讀數周，考試當天還會寫到手發抖。再換個例子，有人可能失戀一個月就能走出來，有人則要一、兩年才能釋懷，同樣都是失戀這件事，對於不同人造成的壓力不同。所以，請不要隨意地告訴別人：「不過是期末考／失戀而已，又沒什麼，幹嘛這麼頹喪？」你能駕輕就熟的事情，別人可能需要苦苦掙扎。請進入對方的現象場，去同理對方的處境。

找出生活中的壓力源

看到這裡，你應該了解到壓力對人的影響有多巨大了吧？所以調適生活的第一步是去體驗生活、了解自己，找到自己的「適中壓力」。平日不妨養成記錄生活事件的習慣，方便日後檢視與參考。

接著，如果你跟我一樣，發現自己不小心陷入壓力過大的情況，卻不知道如何取捨生活中的事件，以致無法抽身時，那麼就要用到評分量表這個工具了！

大家應該多多少少都寫過問卷吧！上面是不是有從1到5或者1到9這種請你勾選出「強弱」的選項呢？

大腦的工作記憶（working memory）容量相當有限，如果當你覺得每件事都很重要，難以做出取捨時，只放在大腦中思考，很難找出答案。所以，要借助一些工具來幫助你。

這時候可以拿出一張紙，先在左邊寫下最近生活中會需要取捨的事情，接著在事件的右手邊用1到10分，依據重要性將它們畫上分數，分數越高，代表越重要。我希望大家在量尺上畫上分數，而不是寫個1、5、8這種阿拉伯數字，這是因為量表的長度一畫出來，就可以一眼看出重要性的差別。

當你發現自己壓力過大的時候，請先找出自己生活中的壓力源，以及對自己重要的東西，並且為它們評分。那麼便能將重要程度較低的項目先捨去，幫自己「減壓」。

總之，適度的吃苦叫磨練，過度的痛苦叫創傷。在努力進取之前，請先照顧好自己！

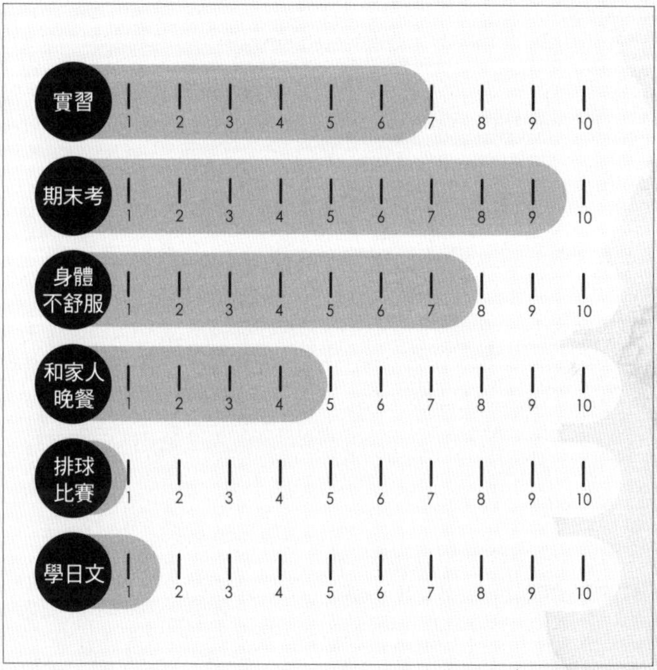

▲壓力評分量表

Chapter 4

終於找回了自己

我們都愛著彼此，卻因為自身侷限性，讓對方感到痛苦。
我們都在學習如何轉換立場去同理對方的難處，
同時，也需要給彼此一個機會，去和過去受傷的自己和解，
期待更幸福的生活。

寂寞，會傷害尊嚴

寂寞是什麼呢？

寂寞（loneliness）是一種不愉快的主觀感受，因個人察覺到自己與他人的關係缺乏某些重要特質，在「質」或「量」上感到不滿意。質的不滿意是情緒性的寂寞（emotional loneliness），即便身旁有朋友，卻難以建立親密的關係。而量是指社會性寂寞（social loneliness），身邊真的沒有什麼朋友。

就我而言，從小到大，身邊的朋友數量真的很稀少，而這些人總是有「什麼」跟我不同，讓我難以建立深刻的情感。

那為什麼突然要談寂寞呢？**因為憂鬱症的一個重要感受就是寂寞，感受不到跟他人的連結**。

寂寞感就像是從心臟被用力扭了一圈開始，絞痛逐漸蔓延至胃部，再擴散至肌膚冒冷汗，它迫使我不得不把自己蜷縮起來，縮到最小，緊緊的抱住自己，好去證明：當什麼都失去了，自己還存在。

從小我就很怕寂寞，很怕獨處，但我不敢讓別人知道我的寂寞。對我來說，寂寞是一種噁心的疾病，像是校護透過全校廣播請蟯蟲檢測陽性的學生到保健室一趟，會被全班笑，很丟臉。

寂寞，會傷害尊嚴。

當我遇到心儀的對象，我不敢讓他知道，甚至不會表達出來。因為我怕他認為我只是想要擺脫寂寞，並不是真正的喜歡他。但要追根究柢的話，我也害怕自己是因為被寂寞逼到絕境了，才會不斷放低愛的標準，想與他人建立連結。大學期間，有一位基督徒學姊告訴我：「我們的心是一顆漂亮的蘋果，如果太常喜歡別人，就等於讓太多人觸碰到這顆蘋果，那麼它很快就會爛掉了！神會希望妳好好珍惜妳的蘋果，好好愛自己。」後面的意思，可能是與其花時間愛別人，不如先愛自己。

我覺得自己已經是顆腐敗到發臭長蟲的爛蘋果了。但我沒辦法，太寂寞了。而且，我也不知道怎麼愛自己，不相信自己值得被愛。

從小學四年級開始，我就有「單身焦慮」的問題，但和現代成年人的「脫魯恐慌」並不一樣。還是小屁孩的我當然不知道什麼是愛情，也不是真的想要有男朋友，而是天真的以為愛情是種「神奇的東西」，朋友可能一對多，隨時會消失不見，但愛情是一對一的，可以確保有一個人真正愛妳、陪伴妳、屬於妳。很多年後的今天才深刻體認到，我只是試圖在愛情上，找尋我始終沒有獲得的親情與友情罷了。

高二的時候，有個外校大我一歲的學姊對我挺好的，現在她是我的乾姊姊，雖然平時各忙各的，但每年都會找一天聚一聚，每回她出國玩，都會記得寄明信片到我高雄的老家跟我問好。她很溫柔，在我沮喪的時候總會睜大圓圓的眼睛，摸摸我的頭說：「怎麼會呢？我們家閔筑很棒啊！之後會更好的喔！」彷彿我可以在她面前表現出最脆弱的一面，暫時變回八歲的孩子，盡情地做自己，就算不小心犯錯，也能被寬容的原諒。她知道我很想出國但沒有機會，於是她從日本帶回一大盒Kitkat巧克力餅乾送我，那時這種零食在台灣還不普及，我是第一次看到。後來我在京都、大阪、金澤，只要一看到Kitkat，就會想起曾經有一個人很關心我，盡了她最大的努力想挽救快被寂寞掐死的我。

但在當年，我感受不到她的關心。

你搞不好想責備我：「學姊花這麼多精力陪妳聊天，表現出友善，出國玩還記得帶伴手禮給妳，怎麼這麼不知感恩！」

從理智上可以判斷，對方對自己好，應該是喜歡自己、想跟自己當朋友吧？但在心理感受上，**我宛如困在一層透明薄膜裡的奇異生物，看得到外面的人在做什麼，卻聽不見聲音、觸碰不到，只能猜測究竟發生了什麼事**。我感受不到其他人的讚美、他人欲傳達的愛，**因為，我不確定他們行為背後的動機到底是什麼**。當學姊關心我的時候，我是這麼想：她對我好，並不是因為想當我的朋友，純粹是她太善良了，受不了我過得太悽慘，忍不住施捨我罷了！當學長說我很漂亮、寫卡片要我學測加油的時候，我一點快樂的感覺也沒有：「他不過是察覺到我的憂鬱，想鼓勵我罷了！都是客套話，根本不是出自於真心的欣賞與關心。」

都是假的。就算再多的關心，我還是感覺自己是一個人，很糟糕的一個人，沒有資格活著的一個人。寂寞對我而言不僅僅是「只剩下」自己一個人，更是「感受不到」其他人跟自己有連結。

高三的時候，學校的午餐時間是可以自由活動的，有人練社團，有人去其他班串門子。有個女同學拉著我到走廊上，跟著她們幫團體中的另一個女生慶生、切蛋糕。我知道她是好意，想給我一點歸屬感與溫暖吧！但當時整個團體裡，我沒和幾個人講過話，當她們彼此用綽號稱呼對方時，我根本搞不清楚誰是誰，有道玻璃屏幕隔開了我們，我像在電視前看戲的觀眾，這樣的經驗反而使我更痛苦。

有人陪，不代表不寂寞；有了朋友，也不見得能擺脫寂寞，而是，這些人能走進我心中嗎？能給我安全感嗎？我能相信他們，即便有一天他們發現我是個情緒起伏很大、生活亂成一團的廢人，還會繼續當我的朋友嗎？

成長的過程中，我的朋友很少，就算有也都是點頭之交，或是對方單方面的關心，而非真實的友情。在缺乏足夠的友情與親情支持下，好不容易從憂鬱的泥淖爬出來一點，受到挫折又會被拉回去深不見底的沼澤，不斷向下沉淪，讓我的病好得比別人慢很多。

即使現在終於擁有「真正的朋友」，我還是經常害怕自己又陷入那種孤立無援的處境。

像是，我特別害怕冬天跟聖誕節。

每次寒流一來，冷冽刺骨的寒風刮過手臂時，我的意識轉瞬被拉扯回到高二那年冬天，一個人邊走邊哭，低著頭把書包上的校名往內翻壓在肚子上，背著沉重的書包獨步在已經沒有人潮、黑暗的城市光廊，生怕別人發現自己的存在；或是，在班上被霸凌，卻沒有人願意幫我說句話，覺得被全世界遺棄的時候；又或是，作業塗塗改改到本子磨破了洞，還是想不出答案，卻找不到人可以問問題的無助感。然而，心底最深的恐懼其實是，就算自己在這些過程中意外過世了，也不會有人在乎，老師不在乎，同學不在乎，父母不在乎。我就是這麼無所謂的一個人。雖然，我還是會奢望有人會在意我，但我知道，那真的只是奢望。

至今，我仍害怕每年的聖誕節。聖誕節對我而言的意義是：一瞬間所有人都成群結隊的去參加派對、去聚餐、去和家人團聚，而我在毫無準備的情況下，被遺留了下來，只剩下我一個人，那是我一年當中，感到最寂寞的一天。

以前我總覺得，人跟人能變成朋友是件很神奇的事情，就像魔術一樣，明明很專注地觀察了，還是不知道魔術師從哪裡變出鴿子，怎麼大家都一起上課吃飯，他們就變成好朋友，而我還是獨自一人呢？

TAKE HOME MESSAGES
筆·記·提·要

- 寂寞是憂鬱症的一種特徵感受。
- 寂寞是一種對人際關係不滿意的主觀感受，分成情緒性寂寞與社會性寂寞。
- 不是沒有朋友或是沒有人在身邊陪伴，而是感受不到與他人的連結。

第一個救我的人

發展心理學家將孩子與母親的依附關係（attachment）分成「安全型」、「焦慮／抗拒型」、「焦慮／逃避型」、「紊亂型」四類，其中安全依附型佔了大宗——50～70%。屬於安全依附的人，也就是大多數人，會把母親當作安全堡壘（Secure base）。因為擁有安全堡壘，當人們面對充滿未知的恐怖世界時，知道家人將會給予支持與包容，而有勇氣去向外探索。

但我的家人並沒有給我「家庭是避風港」的感覺，父母很少給我鼓勵，更常否定我的行為。也許是這樣的緣故，過去對於很多事情我都採取被動的態度，害怕被責備，害怕失敗，面對機會的時候，我老覺得自己沒有資格去爭取。

有一次農曆新年全家聚在大伯家吃年夜飯，因為我很愛烹飪，便主動進廚房幫忙洗菜煮飯，當我把煮好的菜餚端到團圓桌時，父親卻責備我：「妳是女僕嗎？為什麼要做這些事情，不能像妳堂妹那樣，乖乖坐在那裡等吃飯就好嗎？」聽到這句話的時候，我很受傷。一般的父母不是應該會說：「我們女兒好貼心喔，還幫忙端盤子」嗎？為什麼我會變成女僕？

在我小的時候，父親常拿我和堂妹做比較，我們的生日只差了一天，性格卻南轅北轍。堂妹長得很漂亮，說話輕輕柔柔，會彈鋼琴，儼然是個氣質公主。相較之下，我的外貌很平庸，什麼才藝都不會，常常好動得坐不住。父親大概是無意識的抱怨我，希望我有自知之明而改善成為他的「理想女兒」，但我感受到的只有「他不想要我」或「我隨時會像垃圾一樣被丟掉」的焦慮感。很多年來，我一直有著寄人籬下的感受，即使我知道自己是父親的親生女兒，即使他總是準時幫我付學費，給我生活費，我還是很怕自己哪天就被趕出去了。

此外，他常開一些低級的玩笑，像是：「妳長大以後如果出國讀書，或是嫁到外地，我跟妳媽就偷偷搬家把房子賣掉不跟妳說，妳回來就找不到我們了。」這樣的玩笑話聽在七、八歲的孩子耳裡是會當真的。這份恐懼伴隨我長大至今，害怕有一天我突然就沒有家，沒有家人，孤零零的。

後來升上國中，父親曾告訴我：「等妳考上第一志願，我就帶妳去日本玩。」我從來沒有出過國，加上很想得到父親的認同，便十分重視這個承諾，自動自發的讀書。後來真的考上父親口中的明星高中，父親卻告訴我：「我什麼時候答應過妳要帶妳去日本的？為什麼要說謊？我才沒說過這種話！」

我為什麼要說謊？我沒有說謊啊！

也許父親可以說：「對不起，最近家裡經濟吃緊，我們晚幾年再去好嗎？」或是「抱歉，房貸還沒還完，我們改成國內旅遊好嗎？」甚至一句：「是嗎？我忘記我說過這句話了耶！」都比控訴我是個騙子好。

我很愛我的父親，我很想得到他的認同，但我好像做什麼都是錯的。

我永遠是個失敗的人，是沒人要的女兒。

看著高中的海外交流補助計畫申請書，覺得自己不夠優秀，所以連試都沒試就放棄了。因為太害怕被拒絕，在人際互動上，我也不會主動去找人搭話、邀約認識朋友。在家庭受到的挫折滲透到我家庭之外的人生，在我心裡，這個世界就像侏羅紀公園一樣可怕，危機四伏，弱小的我隨時會喪命。

這種對自己的否定感與對世界的惶恐，一直到遇見老黃才有改善。

老黃不是一隻狗、一隻黃牛，或是一只黃色的布偶，而是我的同班同學，她就像安全堡壘一般的存在，安撫我不安的心情，鼓勵我出去探索世界。

老黃是我們系上排球隊的隊長，雖然每周有兩天會一起練球，但除了認真對碰、傳接球之外，我們幾乎沒說到話。事實上，我也不敢跟她說話。因為她太愛笑了，樂觀的誇張，讓我有深深的恐懼感，不知道怎麼跟她相處，畢竟我是滿腦袋都是負向思維的人，總覺得我們根本是不同世界的。

在我剛轉進成大不久，幾乎沒有朋友的狀態下，有一天，老黃突然用臉書傳訊息給我：「妳要不要去看《玩命關頭》？」當下覺得超級詭異，為什麼要找我看電影，我們又不熟！但基於「她感覺很善良」的前提下，還是赴約了。我敢保證，沒有人可以在看電影的時候像她反應那麼激動——逗趣場面笑得超大聲，耍白癡的場景還狂罵髒話，整個電影院都是她的聲音。雖然我現在被她同化到情緒反應變得很激烈，但當時我是個很拘謹的人，心中總是有無限多的束縛，一方面被她這麼激動的反應嚇到，卻也羨慕她活得這麼自在。

當時我一直以為約人看電影、出遊、吃飯這種事情，得有個「正當的理由」，像是「討論報告」、「請教生涯發展」或是「我們是超級好麻吉」之類的，總覺得她找我看電影，應該有個理由／條件／目的存在吧？

結果她一臉驚訝：「啊？為什麼要有理由？我也不知道耶，就突然想問妳要不要看電影啊，哈哈！」

那是我第一次知道，原來交朋友這件事，不需要什麼理由。以前我相信別人對我的好、對我的關愛是「有條件的」。老師對我好，是希望我好好讀書，學校榜單比較好看；同學對我好，是希望我可以幫他跑腿買東西；父母對我好，是因為要滿足他們對社會生兒育女的責任。所有的人際互動都是「有目的性的」。一旦我失去利用價值，就會被丟掉。

老黃真的太單純、太直率了，我實在沒有理由懷疑她想從我身上索取什麼。

她單純想看電影，單純想找我而已。

後來因為報名大心盃（全台灣的心理系共同參與，一年一度的排球賽），我們之間產生一點誤會，老黃生了一陣子的氣。那段時間，我去找心理師晤談，也試圖跟老黃解釋我的想法，不斷道歉。我很害怕她會從此跟我絕交，就像國小、國中那些一聲不響就從我人生中隱匿的「前摯友」一樣。不過，過了一陣子，她就笑著跟我說：「妳怎麼擔心這麼多啊？我早就氣消了，只是最近很忙很累而已。」

這是我第一次知道，**原來一段關係發生問題時，修補是有效的，道歉是有機會得到原諒的，甚至，因為經歷衝突，我們更了解彼此，感情也更加堅定**。

老黃很喜歡跑步，所以有時候會把變成沙發馬鈴薯的我拖出去跑步，她帶著我建立運動習慣——舒壓管道，也耐心的聽完我所有煩惱。雖然老黃很樂觀，但她似乎具備某種神奇的能力，能理解我比馬里亞納海溝還深沉的憂傷，好像她真的能理解我為什麼害怕、為什麼難過，而不是高高在上的施捨憐憫，讓我能安心地告訴她真實的感受。

這是我第一次知道，即使有人「發現」我是個煩惱很多、很憂鬱、甚至有點難相處的人，也不會因此「丟掉我」，而是安靜聽完我說的話，就像拍拍小貓咪的背一樣的溫柔安慰我。因為老黃做的這些事，讓我有勇氣去面對自己，摘掉「偽裝開心的面具」，用真實的樣子、真實的情緒去與人相處。

老黃真的是個很真誠、有趣的人。有一天晚上老黃突然騎車跑到我租屋處，當我從樓上下來時，她笑吟吟地站在大廳，手上拎著一個透明保鮮袋：「閔筑～」她的聲音很細柔，尾音拖得長長的，「這是我剛剛烝的地瓜喔！很好吃，想跟妳分享。」雖然只是條瘦瘦小小的番薯，卻讓我感動得要落淚。好像活了這麼多年，第一次有人把自己放在心裡。不是畢業要簽紀念冊才突然想起我也是同班同學，或是生日時儀式性的發個罐頭訊息那樣。以前跟別人相處，總覺得付出沒有回報，好像都是自己單方面想維持感情。長期下來，對於交朋友這件事已經形成「無助感」與「漠然」，認為付出沒有回報是正常的，交不到真心的朋友也是意料之中的事情。看著老黃與接過手的地瓜，手與心都暖烘烘的，好像過去那些悲傷的經歷，可以化作一陣塵煙。

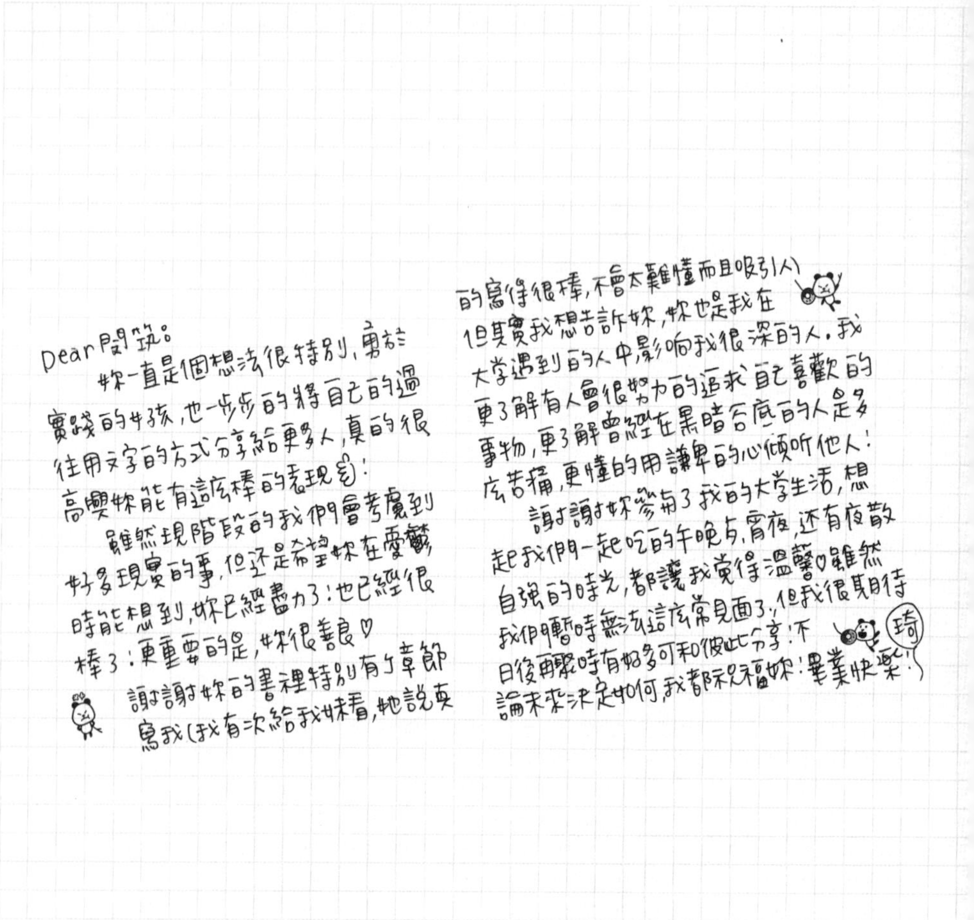
Dear 閔筑:
妳一直是個想法很特別,勇於實踐的女孩,也一步步的將自己的過往用文字的方式分享給更多人,真的很高興妳能有這麼棒的表現!
雖然現階段的我們會考慮到好多現實的事,但還是希望妳在憂鬱時能想到,妳已經盡力了!也已經很棒了!更重要的是,妳很善良♡
謝謝妳的書裡特別有个章節寫我(我有次給我妹看,她說真的寫得很棒,不會太難懂而且很吸引人)但其實我想告訴妳,妳也是我在大學遇到的人中影響我很深的人,我更了解有人會很努力的追求自己喜歡的事物,更了解曾經在黑暗谷底的人是多麼苦痛,更懂的用謙卑的心傾聽他人!
謝謝妳參與了我的大學生活,想起我們一起吃的午晚餐,宵夜,還有夜散步的時光,都讓我覺得溫馨♡雖然我們暫時無法這麼常見面了,但我很期待日後再聚時有好多可和彼此分享!不論未來決定如何,我都祝福妳!畢業快樂!
琦

2017.06

畢業離開台南前,老黃把這張卡片交給我,看完,我眼淚就飆出來了(沒有誇飾)。我一直以為都是她在付出、照顧我,讓我很愧疚,直到看到她的卡片,我才發現,原來在一段友誼中,我也有能力成為「付出者」,帶給別人一些正面的影響。

後來，老黃完成了馬拉松賽跑，去了廣州實習，交了男朋友，突破自己的侷限，不斷成長，也獲得幸福。看著她幸福，我覺得很快樂。那是我第一次知道「祝福別人」是什麼感覺。

以前的我，遭遇太多創傷，讓我看到成功、快樂的人總是很厭世的諷刺與妒忌。我見不得別人好，覺得世界真不公平，憑什麼大家都可以幸福美滿的過日子，只有自己這麼慘？

老黃幫我化除了眾多心結，驅趕頭頂的烏雲，讓我看見斑斕絢麗的世界。我開始能真心欣賞她的成就，能因為她的幸福而開心。我第一次感受到，原來祝福別人，是一種快樂。

在她身上，我學到怎麼跟別人互動，了解什麼是界限，什麼是勇氣。因為有她給我的安全堡壘，我現在才敢主動去認識新朋友，積極的爭取想要的機會。面對挑戰時，我還是會惶恐跟害怕，但我會想起老黃那張親切的笑臉，點點頭跟我說：「閔筑加油，妳可以的！」

朋友原來是這樣來的

在老黃之後，我開始交到越來越多朋友，每個人都扮演了令我感激的重要角色，同時，我也期待大家都能找到自己生命中的「老黃」——真誠而深刻的朋友。但是，正如成功的經驗無法複製，你也無法按圖索驥的找到你的老黃。不過這幾年在人際關係中掙扎的經驗，讓我發現了很有趣的事情，人與人相處能否變成朋友，很像高中化學提過的**粒子碰撞學說（collision theory）**：

反應物的粒子必須互相碰撞才能發生化學反應。且反應粒子互相碰撞不一定能發生反應，其中能發生反應的碰撞稱為有效碰撞，碰撞後沒發生反應的稱為無效碰撞。另外，單位時間內，有效碰撞的次數越多，反應速率越快（成功的化學反應越多）。

化學反應產生需同時滿足兩項條件：

1. 碰撞粒子的能量要超越最低限能。
2. 碰撞的方向要正確。

另外，增加「溫度」、「濃度」及「加入催化劑」都能增加有效碰撞頻率。

我將它套用為**人際互動之碰撞學說**（**collision theory-relationship version**）：人與人必須藉由事件相遇才能產生交集進而建立關係。且相遇後不一定能夠變成朋友，能順利建立關係的相遇將會被紀念，無法建立關係的相遇將被遺忘。另外，單位時間內，經歷越多事件、與越多人相遇，成功建立關係的機率越高（成功找到朋友的數量越高）。

建立友誼需同時滿足兩項條件：

1. 相遇的兩人在那個當下都要具備「交朋友的意願與開放的心胸」（願意交

朋友的最低意願）。

2.促使兩人相遇的事件需能夠揭露彼此的共同點，引起共鳴（在能夠引發兩人連結的正確方位相遇）。

另外，增加「共同合作的機會」（溫度升高）、「多認識人」（濃度增加）及有「第三者的引介」（共同朋友擔任催化劑）都有助於建立友情（有效碰撞頻率）。

是不是有點難懂？別急，且聽我娓娓道來。

每一個人就像一顆化學粒子，在本質上有不同的屬性，而透過參與活動、朋友介紹、工作、交友軟體……讓原本陌生的人有了第一次接觸的機會，也就是所謂的「碰撞」。

人與人接觸時，兩者皆須具備最低能量——也就是交友意願，才能建立關係。舉個例子，A先生與B小姐分別是兩間公司代表出席會議的員工，兩者因會議有碰撞的機會，但兩人都只想把工作完成，並無意願再去深入了解對方，因此在這個當下沒有機會進一步深入私交。

整體來說，人的性格會隨著成長趨於穩定，但在不同環境下還是會有些微差異，在心理學上的研究發現，人與人在態度、信念、興趣、愛好與價值觀相似度越高的情境下，越容易對彼此產生好感、建立關係，也就是所謂的物以類聚。因此，在數次的碰撞機會下，兩人是否有機會發現彼此的共同點——相同的興趣、相似的生命經驗、相近的價值觀，甚至共同討厭的人事物，都能讓彼此有更親近的感覺，增加成為朋友的機會＊。

而人與人之間看不見卻影響我們相當多的「人際關係」，宛如粒子之間鍵結的作用力。如果兩人能共同完成一項任務，像是舉辦科系博覽會、提案比賽、籃球比賽……透過任務中的討論、磨合而加深彼此認識的程度，能更加快彼此成為朋友的速度（也就是粒子處於高溫時化學反應加快）；再者，如果多參加活動，

＊註：有時候也有人基於互補性而相吸引的說法，這是指雙方在交往的過程中能互相滿足彼此的心理狀態。

例如學校社團、企業實習、教育部青發署課程、社區志工……都能增加認識人的機會，認識的人越多，找到志同道合友伴的機率也就越高（類似液體濃度提高的狀態）；最後，可透過共同朋友擔任催化劑的角色，讓原本陌生的兩人降低對彼此的戒心，並且更快了解彼此，進而建立友誼。

不過，不同的化學粒子的特性不同，人也有獨特的性格，若這個人本身交友慾望就較低，宛如 8A 族的惰性氣體，就不太容易跟他成為朋友。或者，兩者的共同性太低，在一般情境下，比較難成為朋友。以化學反應來譬喻，$He + O_2$ 不管怎麼用力碰撞，調整壓力或溫度，都極度難以鍵結。所以，**你若遇到很難變成朋友的人，試著告訴自己不要強求，不是每一種物質都能起化學反應的**。

TAKE HOME MESSAGES

筆·記·提·要

- 想要擁有更多契合的朋友，多參與活動認識人，有機會提高成功機率。
- 但同時也需要評估，自己是內向還是外向的人？需要多少朋友呢？過量的社交刺激也會造成個人壓力，因此找到適合自己拓展人際網絡的速度跟數量，也很重要！
- 每個人的興趣與個性本有差異，若遇到真的不合的對象，也不用太氣餒或自我譴責。

打開心房，再多一點點

老黃讓我一點一滴懂了「朋友是怎麼一回事」，而我生命中的另一個天使，幫我提升自我效能（self efficacy）——相信自己有能力去完成艱困任務的自我信念，讓我在走出憂鬱症後，更勇敢的去挑戰之前不敢嘗試的事情，例如，寫一本你正在閱讀的書。

跳跳是我在二〇一五年暑假去哈爾濱工業大學交流時認識的台大學生，那個活動由對方學校補助，邀請台灣各大專院校的學生前往哈爾濱上課、參訪兼玩耍。活動期間，我沒有和其他成大的同學一起行動，搭了另一班飛機提早抵達，因而與台科大與台大的同學比較熟。

兩周期間，只要有自由活動時間，我們便一起搭公車出去玩，一路上不斷拍各種 KUSO 的照片，晚上也會聚在一起喝沁涼的哈爾濱啤酒、吃西瓜與玩殺手遊戲。此時，儘管我的外顯行為能讓別人覺得很活潑，但骨子裡仍是那個內向的我，一整天的團體行動加上數據量龐大的感官刺激，讓我累積相當多壓力，於是每天睡前我都需要一段時間的獨處，好好寫日記釋放負能量。

一開始我對跳跳存有很大的戒心，即使一起出遊，我還是會刻意保持適當的距離。因為她太漂亮了，又很聰明，這點讓我心生恐懼。我必須承認，我對貌美又聰慧的人存有偏見，總覺得她們應該是特別驕傲、社交手腕高，也是符合易霸凌他人的加害者特徵。生物的生存本能被激發，潛意識就足以驅使我逃離危險因子。

旅程的最後幾天，我們待在一個同學的房間休息，趁著空檔，我拿出日記本繼續書寫，跳跳突然湊了過來，語氣興奮的說：「哇！妳在寫日記嗎？」我被她的舉動嚇了一跳，馬上把日記本往背後塞。我不喜歡讓別人知道我有寫日記的習慣，好像這年代會動筆寫日記的人已經很少，就很多方面來說，我已經是個很奇怪的人了，不想被大家又貼上另一個怪咖標籤。

「好厲害喔！我一直覺得有寫日記習慣的人很棒！我覺得寫東西好難喔……」跳跳繼續說。

當時她臉上的表情誠懇，像幼稚園小孩看見棉花糖那樣，眼睛睜得又圓又大，不像是為了社交而表露讚譽之言。不過我的警報還是沒有辦法這麼快解除，真正的社交高手是不會讓我看見破綻的。

不過回到台灣之後，即使生活圈不同難以會面，跳跳竟然還會用臉書跟我聊天。我們聊著她在生涯發展上、感情上的煩惱，還有為了這些事情所做的掙扎跟努力。聽到她的告白，才意識到她不是那種高高在上、養尊處優的公主，而是很努力讓自己活得更好的堅強女性，這點讓我覺得她容易親近一些。

另外，當我覺得自己不夠好的時候，她會花好幾個小時，逐項剖析，就她的觀察，所看到我的優點是什麼，**並非我沒有意識到這些特質的存在，而是從來不**

知道能被如此「正向解讀」。平常相處時，她也非常細心，忙碌時會友善的說聲：「抱歉，我等等要去家教，要先跟妳說再見了，我們下次再聊。」好像她知道我有「被遺棄的焦慮感」，刻意跟我說再見，而非一聲不響的就離線，讓我不用在獨處的時空裡悲劇性地猜想——「她是不是單純不想做壞人，所以才對我釋出善意」，或是「找不到理由甩掉我這個拖油瓶而已」。

跳跳的這些舉動，讓我對人際相處多了一份踏實感跟安全感，不用擔心朋友是不是隨時會消失不見，他們不在我身邊只是因為真的有事要忙，而非不要我了。她成為我在學習與人互動的「楷模」，藉由與她的相處、模仿她的行為，找到改善人際關係的方法。這正是心理學家 Albert Bandura 在社會學習論（social learning theory）中提到的直接模仿式（direct modeling）學習。

因為跳跳對我實在太好了，讓我有點受寵若驚，使我感到相當愧疚——自己之前怎麼這樣誤解她呢？所以找了一天戰戰兢兢地向她坦白：「跳跳抱歉，我之前一直誤會妳，我很害怕外貌姣好的人，總認為她們不友善。我覺得妳很漂亮，總擔心妳很難相處。」沒想到她竟然認同的表示：「我以前也這樣覺得，哈哈。

我對自己的外表也沒有自信啊，以前也超討厭那些漂亮的女生，所以妳的心情我懂。真的是直到有一天，我遇到長得很漂亮、能力又好、待人又親切的學姊，才讓我放下成見的。」與她的這段對談，對我幫助很大，原來不是所有事都像預期的那麼糟糕——我以為當她發現我竟對她有所誤解，會雞腸鳥肚的怨恨我，但她反而理解我的擔憂，並且透過這次的談話讓我們的友誼更加深厚。

這段日子以來，雖然我一直在「寫東西」，但因為沒得過什麼文學獎，國高中作文也沒被表揚過，對自己的文筆沒什麼自信。甚至在書寫自己的日記、臉書貼文時，還會倍感壓力，總覺得「自己不夠好，沒有資格寫」。看到其他同儕在臉書發表了精闢的論說文、優美的抒情文，都會相當羨慕。

結果跳跳竟然說：「妳也可以寫啊，我覺得妳平常寫的東西水準跟他們差不多好！妳應該多寫一點！」

跳跳花了很長時間連哄帶騙的「逼我寫作」，不管我寫出什麼東西，都不會忘記鼓勵我。我覺得她很像芬蘭教育的老師——認為每個學生都是第一名，並且會幫助學生找出他的獨特性，告訴他為什麼在這些方面他是最棒的。雖然她沒有學過心理學，但跳跳正在對我做的事情，無疑是透過「讚許與肯定」來增加我的自我效能，讓我願意相信自己能夠去做「我有能力完成，卻否定自己」的事情。

雖然我覺得自己的文章造詣有很大的進步空間，也不斷在進修當中，但真的很感謝她，讓我「知道自己有能力」可以書寫。就像復健師扶著患者練習身體運動一樣，她陪著我走過那些跌跌撞撞的摸索期，她讓我首次意識到自己其實沒那麼差，是有能力完成些什麼的，從做事瞻前顧後、畏首畏尾的被動處境中改變。

TAKE HOME MESSAGES

筆·記·提·要

- 遇到自信心較低落的人，可以派一些有挑戰性但不會太困難的任務給他們執行，以累積成功經驗。
- 或是分享與其處境類似的人物經驗給他們模仿，並且給予適時的鼓勵，能幫助他們提高自我效能，發揮潛力。

自我效能（self efficacy）是什麼？

1. 源自於心理學家 Bandura 於一九八六年所提出的社會認知理論，指個人對自己在特定領域中是否能夠成功地執行或完成任務的能力的主觀感受。
2. Bandura 認為，自我效能對人主要有三個面向的影響：
- 認知（cognition）：高自我效能者有較高的理想與抱負，且願意接受挑戰，能夠深謀遠慮，並且務實地採取行動，而非專注於自己的缺陷而裹足不前。
- 動機（motivation）：認為自己有能力完成任務，因而願意設定較高的目標，付出更多的努力，並且表現積極與堅持的態度。
- 心情或情感（mood or affect）：較能減低環境變化對自己的影響。處於壓力與威脅時，能保持冷靜，而不受焦慮及憂鬱的困擾。
3. 提升個人自我效能可藉由成就表現、替代經驗、言語勸說和情緒激發等四個方法著手：

A成就表現：累積正向經驗，就算是小事也沒關係，久了也能聚沙成塔。例如，平時沒有運動習慣，想參加馬拉松比賽，如果直接練習五、六公里可能會導致壓力過大而放棄，故可以從每天固定跑二百公尺開始，再逐漸增加訓練長度。讓自己減少對運動的挫折感，並逐漸相信自己具備完成比賽的能力。

B替代經驗：觀察他人（與自己有相似性的楷模），進而學習。可以去閱讀偶像的自傳，或是訪問欣賞的前輩，了解他們的心理歷程。

C言語勸說：獲得他人的激勵與讚許。

D情緒激發：情緒穩定與低度的焦慮，讓個體相信自己有較高的掌控能力。可透過情緒管理與生活管理的訓練達到這個目的。

從心底和父母擁抱

那天星期五，我打了兩份工，從早到晚連續工作了十三個小時，回到租屋的小套房時，身心靈都疲倦到匱乏的臨界點。側身蜷縮在地板上，皮膚緊貼著寒氣逼人的白色磁磚，被世界遺棄的孤絕感再次向我發出攻擊。

好累，像一隻拚命向前跑卻一點都沒前進的倉鼠，逃離不了憂鬱的滾輪，也離不開貧窮的牢籠。同時兼兩份工讀，領最低的基本時薪（事實上連最低時薪都不到），還要顧及學校課業，每天都覺得自己的身體快垮掉了，隨時都會過勞死。

雖然我一直很努力學習，不敢掉以輕心，把所有縫隙都填滿地逼迫自己進步，還是找不到自己的價值。會不會這麼努力了，一切的一切還是枉然，在畢業之後終究找不到能夠度日的工作？

你可能會問，都讀到成大了，為什麼不去兼家教，薪水比較高，能兼顧課業跟經濟問題啊。老實說因為憂鬱症的關係，高中幾乎「沒有東西留下來」，也「對學習產生恐懼感」，即使我現在不在憂鬱症的狀態了，當初沒學到的東西，現在還是不記得，所以沒辦法接家教，因而只好努力發展其他的技能，但這個過程，並不容易。

總之，那天我真的很無助，癱軟在房間的地板上，覺得靈魂隨時會在我失去意識的時候離開身體。虛弱的用手機敲出幾個訊息給學妹：「怎麼辦？我好累，我快活不下去了。」

「那妳要不要養貓呢？每次我覺得很想死的時候，看到我家的貓咪要依靠我才能生存下去，就覺得自己還是有點價值的。小動物嘛，有時候會來找我撒嬌，就覺得好多了。」學妹分享了她自己透過養寵物對抗憂鬱症的經驗。

隔天我就帶了兩隻流浪貓回家。

其實我一直很愛貓，但父母一個討厭貓、一個怕貓，就始終沒有養。但沒辦法，我面臨「死亡的關頭」，顧不了那麼多了，只好先斬後奏。

貓咪在我念書時會跳到我的大腿睡覺，早晨會舔我的臉頰叫我起床，一回家就看到牠們等在門口喵喵叫，這些事情確實舒緩我焦慮與孤獨的感受，這個小套房開始生氣勃勃，不再孤絕黑暗。更重要的是，從照顧貓咪的過程中，我看見自己與父母的關係。

••••••

客觀上來說，父母給我遮風避雨的房間，能夠溫飽的三餐，且從來不對學業成績施壓，對此我一點抱怨也沒有。但即使如此，家人之間還是有很多的矛盾，讓我傷痕累累。我氣他們總說出傷害我的言語，損及我的自尊；我氣他們對我毫無期許，總是說好的學生會自立自強，不像其他人的父母會擔心他們的前途，帶他們去補習、參加活動；我更氣他們，始終不在乎我的感受，漠視我罹患憂鬱症需要治療的事實。

「**妳的父母也是第一次當父母啊**，第一次擁有上國小的女兒，第一次有一個上高中的女兒，**妳的每一次成長，對他們來說都是第一次經歷，所以難免有些不知所措。**」很多年前，在某本書上看到這段話，有時候我會想起來，是不是我太苛求他們了？但……如果他們不知道怎麼養小孩，為什麼從來不看一些親子教育的書？

我總覺得自己是每天被澆水、卻被無知主人養死的一盆仙人掌。

以前學校有家長會，爸媽都不想參加，他們擔心去了就會被學校「勒索捐錢」或是莫名其妙成了家長會幹部。但我難過極了，他們一點都不想知道我在學校的狀況。當我拿聯絡簿給父親簽名的時候，他卻說要我自己簽一簽就好，而母親乾脆拿她的印章給我自己蓋，我就這樣充當家長好幾年。有同學很羨慕我，父母不看聯絡簿等於不對我在校的表現施壓，但我只感受到「他們不在乎我」、「對我沒有任何期待」的失落感。

我花了很多年去理解，他們其實是愛我的，只是不知道怎麼表達。也許他們做錯了，但絕不是故意傷害我的。

父親每次出差，都會買很多東西給我，放學回家就會看到書桌堆滿禮物，即使離家讀大學後也一樣。有一次他去上海，買了七、八個附有可愛圖案的皮夾，我笑說：「給我這麼多皮夾做什麼，我又沒錢可以放！」我不喜歡用複雜圖案的皮夾，而且我很念舊，一個會用兩三年，還真不知道七、八個皮夾要用到何年何月，我氣他在我的成長中缺席，不了解我的喜好。但又有多少父母能真正了解他們的子女，亦親亦友的與他們相處？

現在回想，會反省自己是否過度苛求。也許父親不懂得如何對女兒表達關心，所以用禮物代替。但我好希望，他可以跟我說一些鼓勵的話，或花點時間陪我，而不是這些用不完的禮物。

或許你會說，我實在太人在福中不知福了。如果換成另一個小孩，在這樣放任自由的家庭教育下，可能會過得很開心。但每個孩子與生俱來的氣質（Temperament）就是不同，每對父母與孩子，就是一種嶄新的組合，需要找到適合的相處模式。

但不可推託的是，這樣充滿嫌隙的親子關係裡，我也有責任：我是個有事都往心裡吞、不會說出口的人，而我不說，父母自然不會知道我的感受。有一次父親說：「我實在不知道妳的心思這麼細膩，玩笑話都往心裡去。」

過去我會偷偷閱讀心理諮商的書，看著家庭關係的部分掉淚：大概就是這些原因，導致我現在的性格有所缺陷，卻又無能為力。但家人是一輩子的，如果沒有人願意踏出第一步去改變，這樣僵持不下的關係永遠不會改善。

我掙扎了很多年才決定要開始和父母溝通。

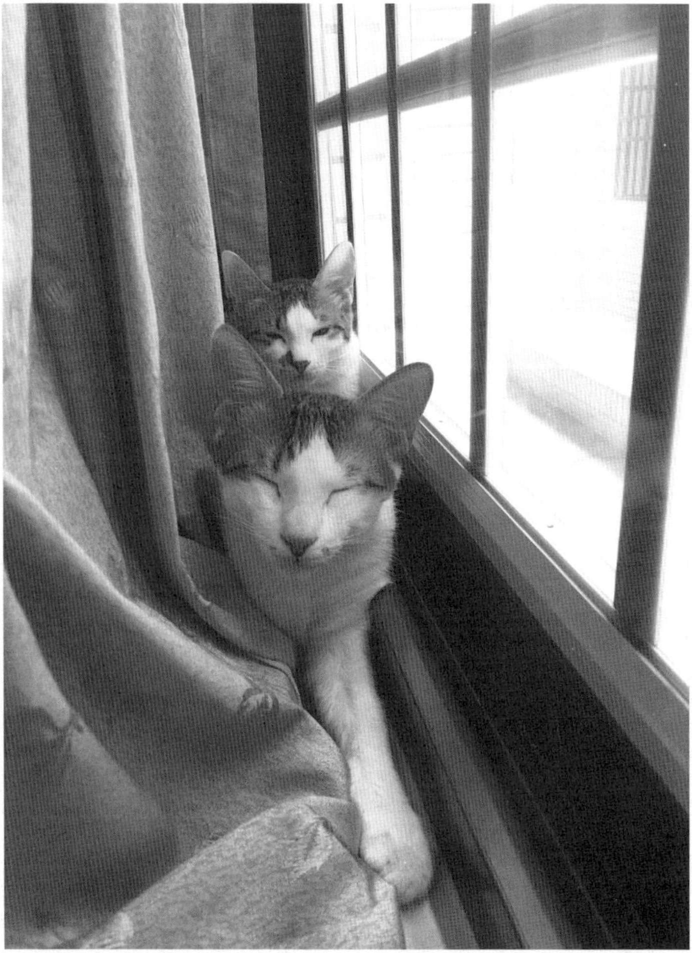

我的貓咪，前面是臭豆腐，後面是泡菜。

我養的兩隻貓咪是同一胎的白底虎斑貓，本來只想領養一隻，但認養中心的志工說我選中的那隻貓很怕孤單，一定要有另一隻貓陪牠才能帶走，我很能理解孤單的感受，所以便將牠們兄妹倆帶回來了。

公貓叫作臭豆腐，因為剛帶回家時常不小心踩到自己的糞便，導致全身臭氣薰天；而母貓嘴上有塊橘紅色的胎記，似一塊韓式泡菜，便名之為泡菜了。總之，兩隻貓的性格差很多，臭豆腐很快就適應環境，一周過後便開始撒嬌討抱，相較之下，泡菜很神經質，總是躲得遠遠的。身為貓奴，當然很快就愛上對人親近的臭豆腐。

但過沒幾天我意識到「自己正在偏心」，就像父母會期待一個會需要他們的孩子一樣。我的個性跟泡菜相似，很容易緊張焦慮，性子也比較倔強獨立，無形中與父母拉開一段安全距離；而我堂妹正好與我相反，是個柔弱、會黏著大人的小女孩。看著臭豆腐和泡菜，我開始能理解小時候，為何堂妹比較得人疼。但是，儘管我在人際關係上退縮，並不代表我不需要「愛」。所以有時候，我還是會刻意的去摸摸泡菜，提醒自己不能偏心。

又有一回，獸醫說流浪貓需要服用體內驅蟲劑，一顆藥丸三十元，兩隻貓的藥耗費三百多元。但餵牠倆吃膠囊時，牠們都會偷偷含在舌下許久，待我不注意才把藥吐在牆角。我當下氣得抓狂，把貓咪抓起來罵：「你們知不知道藥很貴？錢很難賺？這是怕你們生病才給你們吃，居然給我吐掉！下次把你們關在獸醫院門口掛牌子乞討，自己的飼料費你們自己賺！」話一說完，我就有點愧疚，幼稚園時我也怕藥苦，曾偷偷把藥丟進馬桶沖掉，母親知道後痛罵一頓。我瞬間能理解，父母要同時上班，照顧小孩，還要為了生活周旋各種雜事，而小孩在這種時刻出亂子，自然會有脾氣。

泡菜真的很怕生，我一靠近牠會張嘴哈氣，嚇阻我別再前進，這舉動卻激起我的玩心，反過來張嘴露牙對牠哈氣，不過牠一點都不覺得有趣，嚇到往牆角躲起來顫抖。我想起父親以前跟我說過「想把我丟掉」的低級玩笑，完全沒有顧慮到我的感受而傷害到我，就像我沒有發現泡菜真的很恐懼，搞不清楚在牠眼前的龐然大物是否試圖獵殺牠。但若換作臭豆腐，我對牠齜牙咧嘴的哈氣，牠只會大老爺似的不動如山，淡定的看著我。所以父親的玩笑對著一個神經大條的孩子來說，或許一點反應也沒有，父親不知道他的惡作劇傷害到我，完全合情合理。

以前父親說了難聽的話，我會默默承受，不斷自責自憐。可是現在我會跟父親說：「你知道剛剛那些話，會讓我很難過嗎？可不可以不要這樣？」儘管當下他會不知所措，但我們終於慢慢找到彼此的相處之道。

往日全家出遊時，如果我因疲憊待在飯店不想出門，他總責備我：「我是花錢讓妳出來睡覺的嗎？」現在他會說：「經痛嗎？那好好休息，我先出去晃晃，等一下再回來找妳。」

或者，我前陣子相當低落地跟父親說自己的近況。他告訴我：「我小時候也常被同學欺負，很孤單，所以會一個人拿著地圖騎腳踏車到處去散心。當處境不好的時候，更要會自我安慰，所以我才堅持給妳一台機車，妳心情不好的時候可以騎去安平看看海。人生會有很多際遇，我很感謝上天讓我遇見妳跟妳媽，我愛妳們。」這些話，他以前是不可能會說出口的。

在養貓的過程中，我體會到身為照顧者所承受的壓力，即使他們愛我，仍有他們的困難，而無法避免的使我受到傷害。

在我的家庭裡，沒有家暴，沒有虐待，只是大家容易把工作、學校產生的壓力帶回家，這些負面情緒與不妥的衝突處理機制使彼此受到傷害。我們都愛這個家，卻因為彼此的侷限性，讓對方感到痛苦。

我們都在學習如何轉換立場去同理對方的難處，持續找尋當好父母、女兒角色的方法。同時，也需要給彼此一個機會，去和過去受傷的自己和解，期待更幸福的家庭生活。

TAKE HOME MESSAGES
筆·記·提·要

- 家家有本難念的經，世界上沒有絕對完美的家庭。
- 家人是一輩子的，想要改善家庭關係，總要有個人站出來改變。與其永無止境的期盼父母或是手足去當改變的第一人，不如由己身做起。這個過程有點辛苦，也需要勇氣，但是，唯有彼此都願意敞開心胸去溝通，才有機會解決衝突、變得更親密。
- 若家庭問題太過困難、龐大，建議尋求專業的心理師或者社工協助。
- 家庭對每個人的影響都很大，所以一個具備愛、能夠開放且理性溝通、狀況穩定的家庭，更能改善憂鬱情形。

心理學教會我的事 4

維繫友誼的七大原則

社會支持是幫助憂鬱症好轉的重要因素，然而要如何交到朋友，是第一個難關，交到朋友之後，維繫這段關係又是下一個考驗，我就自己的經驗談，整理出了七大原則，希望能幫助更多人擁有美好的友誼。

一、開放的心胸

我們在過往人生裡總有受傷的經歷，那些傷害我們的人，其相貌、聲音、做事的習慣，會深深刻印在腦海裡，日後遇到類似的人，便會引發腦中排斥、恐懼的感受。雖然這是正常的生理反應，但要提醒自己，畢竟是不同的情況、不同的人，不能被過往的經驗框架住而預設立場，掉入自我驗證預言（self-fulfilling prophecy）的陷阱：也就是你還不認識這個人，就先用一些偏見認定他很討厭，那麼他做的每件事你都看不順眼，最後發現真的他做錯什麼事，讓你更確認他是個爛人。那麼，你極有可能因為這個不正確的預設立場而失去交到一個好友的機會。

二、尊重、同理、不強求

就像伏爾泰所秉持的理念：我不認同你的說法，但我誓死捍衛你說話的權利。人與人因成長背景的差異而有不同的價值觀，有時候爭個死我活也沒太大意義，只會讓彼此傷痕累累。不如像伏爾泰所言，每個人可以保持自己的觀點，並且學習去尊重、同理對方的立場，若真的不合適，就當個不交惡的點頭之交吧，硬要把彼此綁在一起，徒增痛苦而已。

三、合適的交流頻率

總有些人會讓你覺得相處起來特別舒適，能夠坦蕩蕩地做自己；但也有些人，你欣賞他、想與之為友，相處起來卻總有些壓力。其實兩個人之間的相處時間與頻率，面對不同人時，都需要重新調適。試著跟你的朋友溝通，調整出兩個人都同意的相處模式，找到那個不會太黏也不會太冷漠的界線，讓彼此能好好享受這段陪伴。

以我自己為例，有個學姊在成大讀碩士班，我經常在晚上十點左右找她吃消夜兼聊天，每次大約一、兩個小時，吃完飯她又回實驗室做細胞實驗。我常擔心自己會不會太頻繁的找她，讓她覺得「太黏」？有一次我終於找到契機詢問她的感受，她回答：「妳問我要不要吃飯，我有空就答應，沒空也會拒絕妳，不會勉強自己去配合。總之，現在是不錯的交流頻率喔！」為了減少自己的擔憂，或是遇到對方是會把怨言往心裡吞的人，多溝通才是維繫友情的上策。

四、向他人開放內心

集結眾多研究發現，當我們第一次與人接觸時，通常只會聊一些表面性的話題，呈現冰山一角的自己，當雙方越來越熟悉之後，才會表現出較私密的部分。自我揭露（self-disclosure）通常是雙向的，當一個人對他人表達出深度的自我表露後，會得到相對程度的親密感。若揭露的內容與對方表現的特質是互補的，那麼自我揭露越多的人比起表達較少的人，受到更多的喜愛與讚賞。但如果雙方關係不深，卻講了不對應或是負面特質，例如自己的犯罪紀錄或疾病史，可能會對這段關係帶來反效果。

我有一個同學擔任各大校園活動的總召，看似交友繁多，卻向我吐苦水：「很奇怪，總是找不到一個可以談心、覺得真正要好的朋友。」依據我對他的觀察，大概是他「太公事公辦」，除了認真完成活動要求的任務外，很少去跟參與的同學閒聊、博感情，導致沒有和他人建立親密感的後果。因此，我建議他可以看看活動中有沒有價值觀比較相近的人，試著去和對方聊聊天，分享自己過往的經歷，開心也好、悲傷也可，透過適度的自我揭露去和他人建立較深厚的人際關係。

五、將朋友分門別類

如前文所提，每個人的性格中有複雜的成分，人與人之間依據彼此相似的特質而建立友情。舉例來說，我跟D同學是因為喜歡打排球而成為朋友，但她喜歡逛街而我不喜歡，若她太過頻繁的找我去逛百貨公司，會讓我感到壓力及抗拒感；而F同學跟我一樣喜歡看小說，因此我們常聚在一起討論劇情，但他喜歡宅在家裡，而我喜歡出門旅遊，因此在討論小說這個面向上，他是個好朋友，但在旅行上卻不是個好旅伴。所以當我們與他人建立友情後，把對方當作「萬用瑞士刀」，不管對方有沒有興趣的事情都得一起做，恐怕會讓彼此相處產生不少摩擦。

所以好的交友方式，應當把朋友依據屬性分類：一起組讀書會的、一起運動的、能深度談心的、一起吃飯的、一起工作的……分類是為了讓彼此能找到適合的相處模式，而不是利用對方。因此，還是要注意尊重對方的意願，切忌把朋友當成工具人啊！

六、互相幫忙

社會學家 G.C Homans 提出「社會交換論」，認為人際互動中所展現的社會行為是一種商品交換。該理論的前提是：個人付出的行為是為了獲得報酬（reward）及逃避懲罰（punishment），個人的行動將會盡量降低付出（cost）與提高收益，並且強調互動間的公平原則（equity rule）。

也就是說，人與人之間的交往，某種程度上來說，確實是為了讓自己過得更好而「各取所需」，因此互惠是相當重要的，也就是古人所云投桃報李之意。其實簡單想想就會發現，如果你對一個朋友非常好，他要借用什麼你都答應，但長期下來卻不曾見他做出任何回報，甚至是口頭上的感謝都沒有，是否會覺得心灰意冷，而想淡出這段關係呢？

七、定期聯繫

常有人說：「會聯絡的就是會聯絡，不會聯絡的就是不會聯絡。」但更常發生的情況是，有些人明明就沒有發生衝突，卻不知不覺走散了。人的生命很長，經常過了幾年就換了生活環境，也步入另一個人生階段，若沒有三不五時更新一下對方的資訊，彼此就會變成陌生人了。

或許你會有疑問：「到新學校會有新朋友跟活動、出社會以後工作那麼忙、結婚以後還要顧小孩，怎麼有那麼多心力去維繫友情呢？」但現在網路很便利，提供大家幾個維繫情感的二要一不：

1. **要分享資訊**：也許是活動訊息、不錯的文章，順手用 LINE 或是臉書傳給你知道對這個訊息感興趣的朋友。

2. **要閒聊幾句**：每隔兩、三個月，可以用通訊軟體跟遠方的朋友聊幾句，分享自己最近在做的事情，也問問對方的情況。重要的朋友可以每隔一、兩年見面相聚一次。讓對方對你保持熟悉感，也讓他知道自己是被重視的。

3. **不要有事才找**：就像減肥要少量多餐，維繫友情也是少量多次，不要有求於人才聯繫，會讓對方覺得自己像工具人。

什麼是人際關係？

1. L. M. Brammer 指出人際關係（interpersonal relationship）意指人與人之間互相交往、互相影響的一種狀態，是社會影響的歷程之一。
2. J. A. Devito 羅列指出廣義的人際關係包含親子關係、兩性關係、手足關係、勞資關係、師生關係等人與人之間任何型態的互動關係。並認為人們通常依據與自身的熟悉程度將關係人分成：認識的人（acquaintances）、朋友（friends）與親密的人（intimates）。
3. W. C. Schutz 提出「人際需求論」，主張人際關係是否開始、建立或是維持，得視雙方的人際需求相互配合程度而定。其人際需求包含情感需求（affection need）——付出情感與獲得情感的期望；歸屬需求（inclusive need）——被他人認同與接納，在群體中產生歸屬感；及控制需求（control need）——能夠成功影響他人的願望。

4. G.C.Homans 自行為主義心理學與基礎經濟學衍生而提出「社會交換論」，認為人際互動中所展現的社會行為是一種商品交換。該理論的前提是：個人付出的行為是為了獲得報酬（reward）及逃避懲罰（punishment），個人的行動將會盡量降低付出（cost）與提高收益，並且強調互動間的公平原則（equity rule）。

後語

離開病房之後

病情甫舒緩之際，我心裡有諸多困惑，不確定自己的狀態是否穩定了。經常只是情緒沒那麼低潮而已，卻還是有些社交焦慮、自卑的問題需要適應。因此，會四處尋覓憂鬱症相關或者心靈勵志的書籍來閱讀，期待能更了解自己的疾病與身心狀態。

但是，我發現，市面上有關憂鬱症的書籍，多數分為學術圈的教科書與患者的經驗分享。就前者而言，光看那些理論，實在很難理解診斷標籤的隻字片語背後，患者究竟經歷多大程度的痛苦；而憂鬱症患者寫的自我剖白，則有兩大問題：一、多數是剛復原沒多久寫的，但憂鬱症是需要數年長期奮鬥的疾病，後來那些年他們怎麼了？有復發嗎？沒人知道。二、本書內文有強調過，憂鬱症成因有很多，並且每個患者都是獨特的個案，非心理學專業的患者在分享經驗時，有可能誤將自身的特殊情況過度類推至所有憂鬱症患者身上，造成錯誤的資訊傳播，像是並非所有憂鬱症患者都會出現幻覺（hallucination）與妄想（delusion）這類精神特徵（psychotic features），是在症狀較嚴重時，出現的機率才較高。另外，憂鬱症與思覺失調症（Schizophrenia Spectrum）的幻聽內容是有差異的，前者多是被責備、自責的自我對話，後者較為奇異、怪誕。

另外，精神疾患的判定並非那麼清楚明瞭，即便診斷手冊上有明確的疾病特徵，但面對病人時卻不是那麼好判斷，因此不同醫生、參考的診斷資料（問診、心理衡鑑……所取得的病患資訊）有所差異時，便可能做出不同的診斷結果。同時，精神疾患亦有「共病」的情形——即同時有好幾個比例不等的心理問題，因而現實中不存在「純粹的、典型的」憂鬱症患者。所以**請別因為別人與你認知中的憂鬱症患者「表現不同」，就覺得他是「假的」**。

坊間許多心靈勵志的書籍，都會描述一些悲慘的個案經歷了什麼治療，或是單純擁有某個信念（相信什麼）卻看不出有什麼行動，便「改善了」，但每當我看到這類的文章都會很挫折：為什麼他們的故事短短的，才六、七頁就好了？大家都復原得這麼快？而我過了這麼多年，卻還是經常復發，時好時壞？當我逐漸緩解穩定之後，讓我想起無法正確分辨哪些書適合自己閱讀，以及閱讀他人順利康復而自己卻仍在與疾病奮鬥的那份挫折感。那麼，還在跟憂鬱症搏鬥的病友們，是不是有同樣的無助呢？這讓我有了寫作的念頭，能不能將我走過的憂鬱症歷程寫成故事，並搭配正確的心理學知識，幫助大家理解憂鬱症怎麼產生？病發時可能發生什麼事？還有預後會遭遇的問題及改善方法。

雖然發病至今已過七個年頭，進入穩定的預後階段也有一段時日了，但我仍在與憂鬱症所遺留的「後遺症」對抗。「病好了」（至少暫時回復到非發病狀態）並不代表能夠「立即」變成「正常人」，而是一條辛苦的復健之路。不過這個復健的過程並不像斷腿拆石膏後要去做肌力訓練那樣外顯，而是修復創傷、提升自信、建立人際安全網、補足失學的知識、學習調整生活型態、改變自我攻擊式的思考模式……這些隱性卻重要的活動。

還有那些憂鬱症患者常有的「扭曲思考」，像是貼標籤——自己不小心口誤，就覺得自己是個惡毒的人；誇大問題的嚴重性——手機過熱而已，就開始焦慮它等一下可能爆炸，自己因此重傷住院；非黑即白的思考，容不得一點灰色地帶——我大學畢業只能工作，或是讀研究所，容不下「在職進修」這種折衷的辦法……，還是經常會發生，這些都需要自我提醒或者他人的幫助才能改善的思考模式。

至今，高中被霸凌的經驗，對我仍存有很深的陰影，有時候甚至懷疑自己是不是有輕微的 PTSD（創傷後壓力症候群）。遇到比較強勢的同學，我便會惶恐得不知所措，不敢與之對話，上課坐在他旁邊都讓我擔憂。另外，對自己的外貌及社交能力還是極度缺乏自信，即便有無數上台發言及參加人數眾多的活動的經驗，人群依舊讓我感到恐懼。我的大學生涯已經進行到第十個學期，就算我做報告總是很負責，也交到不少朋友，開學第一周還是會因為怕低年級的課程或是外昨天[redacted]出現了一個"很吵"的女生，覺得是會搞小團體的人，好害怕。
雖然[redacted]大部份人都不錯，但總覺得磁場不太一樣，很難變成好友，
算了，反正…當球友就好！

2013.8.22

轉學考後的暑假，我到成大的社團參加暑訓，途中出現一個社團的女生一起練習，她感覺起來很活潑、社交手腕高強，雖然是第一次見面，卻讓我心生恐懼，害怕脆弱的自己又可能遭遇霸凌的慘況。

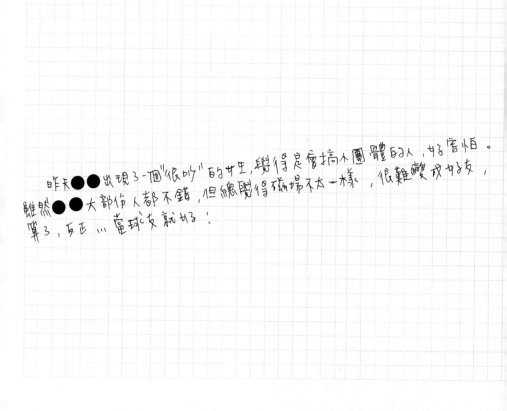

系選修與同學不熟悉，分組報告沒人跟我同組而焦慮到想休學，好友見狀還得陪我去旁聽。

但是，大眾並不了解憂鬱症康復後，仍需要繼續「復健」。而誤以為患者能夠立即「變成」「正常人」。這對他們造成相當大的壓力。事實上，成為「正常人」是非常辛苦，也極為困難的。

因為我已經走出病房、無需吃藥，所有人開始以正常人的標準要求我，但還是有許多事情我無法辦到。像是沒辦法把高中失學的課程補足，立即去接家教進而經濟獨立。而且，很長一段時間，我不知道如何對剛認識的人開口說自己的病史、自己的往事，我對於自己的疾病史感到羞愧，但不說這些，也無法要求他們對我諸多事情上的「無能」多加同理與包容。這些，需要否認自己部分的人生，也是痛苦的來源。

同時，這幾年，父母總期盼我哪天會從憂鬱症「康復」，不再拿「想死」或是「我好焦慮所以沒辦法做……」來逃避人生責任及「情緒勒索他們」。我很愛我的父母，也不希望他們難受，但我依舊得繼續跟自己的憂鬱傾向奮鬥。有時候，解釋情況需要耗費我難以負荷的心理能量，我便隻字不提，久而久之，即便身體不舒服，心靈受到各種折磨，還是硬撐著把日子過下去，假裝自己過得很好，不讓他們擔心。

還有，三不五時會懷疑自己的人格到底正不正常？有沒有因為憂鬱症發生在人格塑造的青春期，而造成永久性的傷害？即使斷斷續續接受將近六年的心理治療，還有受了很多心理學思維的訓練，我仍常出現悲傷的思維，動不動就冒出自殺的意念。於是，我經常感到害怕：經過心理治療以後，不是就該變得樂觀嗎？為什麼我依然無法達到那樣的狀態？我是不是「這輩子都沒救了」？雖然課本總會說「基因影響很多，但神經迴路還是有可塑性的」，但，為什麼我依舊悲觀？我始終擔心自己是不是那個沒救的例外？

我好想變成「正常人」喔！可是怎麼會那麼難？

正受困於「正常人迷思」，只好選擇就讀心理系，來了解自己、建立人際安全網（學習心理學的人比較有高度同理心吧！應該啦！）、學習與他人相處及改善家庭關係，以降低憂鬱症復發機率。就算我改變不了先天高度敏感、易於負向思考的基因設定，但至少能透過一些努力，讓自己處於「安全」的環境（即較少觸發憂鬱症復發因子的環境），去面對之後的人生。

最後，我在心理學的大學教育尾聲時體悟到一件事：真正的「正常人」是不存在的，只有因為眾多差異因素撞擊而產生一個個特殊又珍貴的個人。**最重要的並不是努力去成為看起來「不奇怪」的人，而是了解自己的特色，發揮天賦與適應缺陷，好好與自己相處。**

像是在「社會與情緒發展」課程的指定教材中我讀到：

「心理治療的功能便是教導新皮質抑制杏仁核，之後你的原始情緒還是存在的，只是付諸行動的衝動被抑制了。」

「即便經過成功的心理治療，扭曲的情緒仍然無法斬草除根，原來的敏感或恐懼依舊殘留不去。」

～《EQ：決定一生幸福與成就的永恆力量》

看到這段話，體悟到即使我這輩子永遠不可能變成樂觀的人，但仍可透過訓練，讓我轉換掉這些負面情緒，避免陷入憂鬱症的狀態。也許，我的大腦真的是

成就收集箱

分享一個我抵抗自我懷疑想法的方法，有點類似列出成就清單，但只是寫在一張紙上很容易搞丟，也比較沒有「分量」的感覺。因此我找了一個鞋盒做成儲存箱，每次收到的讚美、被頒授的獎狀、完成的事件，一件只寫一張便條紙，並押上相關人物及日期，投進盒子裡。當自己很低落的時候，便來看看自己曾經完成的事情，好提醒自己不是「廢物」。你也可以試試看做一個屬於你自己的成就收集箱。

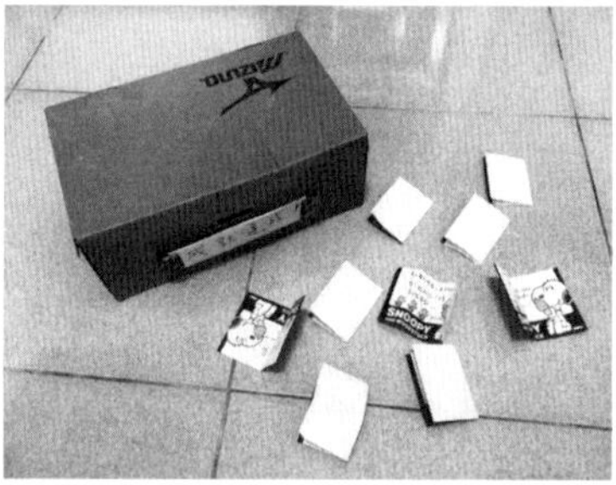

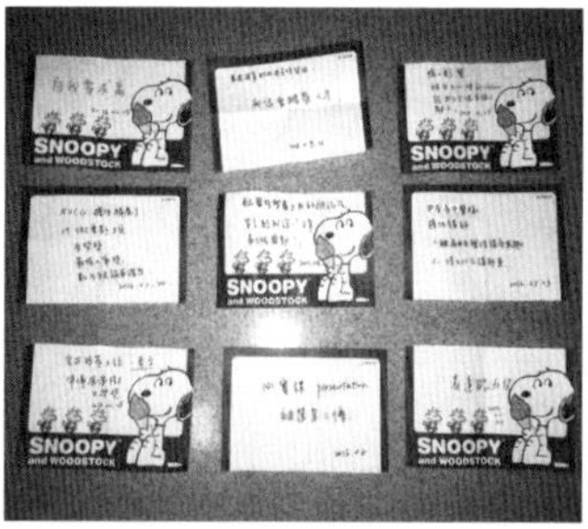

在心情低落、覺得自己不夠好的時候，可以把這些讚美拿出來看，提醒自己其實不錯的。

有瑕疵的產品，會不斷產生負面思想，但至少現在的我已經具備一套心靈上的「情緒調節工具箱」，讓我用更短的時間、更有效率的方式修正這些負面訊號，快速的將負面情緒「代謝掉」。

雖然整個社會充斥著「唯樂觀是尊」的價值思維，但並不表示樂觀是絕對的「優」，而悲觀是絕對的「劣」，只是「特性不同」罷了。有一則寓言故事，裁判叫兔子、魚、猴子跟大象比賽爬樹，贏的動物代表最優秀。可想而知，答案是滑稽的，每個動物的特性不同，會爬樹的只有猴子。這場比賽並不公平，若規則改成游泳，魚會贏；若改成舉重，大象會勝出。同樣的，兩種性格都各有優缺點，樂觀的人雖然勇於面對挑戰，卻會低估風險；然而易於悲觀的人，雖然處處擔心受怕，但另一個面向來說，他們卻較能謹慎評估、防範於未然。

最後，想跟大家說——

憂鬱症很像高血壓、糖尿病這類的「慢性病」，有遺傳基因者遇到誘發環境容易發病，但若飲食、生活習慣良好，便會減少發作機會。同時受到基因、人格的影響與環境誘發，而控制症狀惡化的藥物，不只是那些實際吃下肚的化學藥品，還有健康的思維模式。

所以，學習使用心靈上的「情緒調節工具箱」是非常重要的，當然，問題嚴重的時候，確實需要找尋心理師的專業協助，但治療畢竟是一時的，懂得建立合理的思維模式，學會自我幫助的能力，才能與自己長久友善的相處下去。

另外，憂鬱症是復發率極高的精神疾患，且患者很容易自責。但是造成別人的困擾，他們也不好受，在持續達不到他人賦予「康復」的重責大任下，反而會加重他們的病情。因此，與其期待他們「一勞永逸」的康復，不如陪伴患者建立更強健的心靈，度過未來的種種挑戰。

希望這本書可以給病友以及家屬一些支持，也期盼大眾對憂鬱症的誤解能少一點。

謝詞

首先，我想感謝大學這幾年來，在生活中無微不至照顧我的林詩詠學姊、熊熊（熊明珩）、詹翊函、吳岱蓉、老黃（黃郁琦）、李思穎、謝采芳、陳建中、陳冠志、或嘎（鄭彧佳），還有好心教我課業的戴文和陳禹潔，在我轉學後給我歸屬感的心理系女排，以及陪我討論生涯問題的祝先（張祝賢學長）、大白菜（石峻旻）、下巴（林祐德）、張瑋哲及柯博格、藍秋惠學姊、藍偉任學長。有你們，才能讓我擁有一段精彩又美好的大學生活。

接著，感謝這些年跟著我受盡憂鬱症折磨的父母，願意支持我寫這本書，以及跳跳（劉品昀）與高醫心理系蔡宇哲老師的鼓勵與指導，讓我在動心起念後能有勇氣提筆寫下這些故事，還有謝謝成大心理系的黃柏僩老師及徐欣萍老師提點撰文方向，以及成大心理系的許庭瑋學長、小夏（蔡岳霖學長）、鄭文松學長、JN（廖傑恩學弟）、成大生科系的邱銘姿、陽明認知所的洪群甯、交大應用化學系的李學誠、清大系統神經所的陳文智學長給予建議。也謝謝這半年來密集寫作，給我支持與鼓勵的同學及讀者。

最後，由衷地感謝三采文化副總編輯曉雯對這個作品的用心與專業，幫助我更正確的表達出故事及心理學知識，以及在背後默默付出的出版團隊，得以讓這本書以更精緻的姿態與讀者見面。

參考文獻

中文

1.危芷芬、田意民、何明洲、高之梅（譯）（民99）。心理學導論（原作者：Susan Nolen-Hoeksema, Barbara Fredrickson, Geoffrey Loftus, Willem Wagenaar）。台北市：雙葉書廊。（原著出版年：2009）

2.成令方、林鶴玲、吳嘉苓（譯）（民92）。見樹又見林（原作者：Allan G. Johnson）。台北市：群學。（原著出版年：1997）

3.林怡廷（民105年12月2日）。常懷疑自己的能力？你可能有冒牌者症候群

【新聞群組】取自 http://www.cw.com.tw/article/article.action?id=5079694
4.林美珠、田秀蘭（譯）（民 106）。助人技巧：探索、洞察與行動的催化（原作者：Clara E. Hill）。台北市：學富文化。（原著出版年：2014）
5.柯華葳（主編）（民 99）。中文閱讀障礙。台北市：心理。
6.修慧蘭、鄭玄藏、余振民、王淳弘（譯）（民 104）。諮商與心理治療：理論與實務（原作者：Gerald Gorey）。台北市：雙葉書廊。（原著出版年：2013）
7.徐西森、連廷嘉、陳仙子、劉雅瑩（著）（民 99）。人際關係的理論與實務。台北市：心理。
8.海苔熊（民 106 年 4 月 20 日）。15張圖看冒牌者症候群：你不是不夠好，只是恐懼失敗【新聞群組】。取自 https://womany.net/read/article/13322
9.張世慧（著）（民 104）。學習障礙第二版。台北市：五南。
10.張春興（主編）（民 102）。教育心理學。台北市：東華。
11.陸洛、吳珮瑀、林國慶、高旭繁、翁崇修（譯）（民 101）。社會心理學（原作者：John D. DeLamater, Daniel J. Myers）。台北市：心理。（原著出版

年：2007）
12. 葉光輝（譯）（民104）。性格心理學（原作者：Lawrence A. Pervin, Daniel Cervone）。台北市：雙葉書廊。（原著出版年：2012）
13. 蘇惠麟（譯）（民98）。圖解憂鬱症完全指南（原作者：平安良雄）。台北市：原水文化。（原著出版年：2007）

英文

1. Akert, Aronson Wilson (2014). *Social Psychology*. The USA: Pearson Education.
2. American Psychiatric Association (2013). *Diagnostic and statistical manual of mental disorders* (5th ed.). Arlington, VA: Author.
3. Brammer, L. M. (1993). *The Helpering Relationship: Process and Skill.* New York: Allyn & Bacon.
4. *Clance, P.* R. *The Impostor Phenomenon: Overcoming the Fear that Haunts Your Success.* Atlanta, GA; Peachtree Publishers.
5. Clance, P. R., & Imes, S.A. (1978) The impostor phenomenon in high achieving women: Dynamics and therapeutic intervention. *Psychother-Theor Res.*, 15(3):241-247.
6. Devito, J. A. (1994). *Human Communication: The Basic Course*. HarperCollins College Publishers.
7. Duck, S., & Pittman, G. (1994). Social and personal relationships.